【WEB動画サービスに関するご案内】

本書に関連する内容の一部については，南江堂ホームページにおいて動画として閲覧いただけます．

 https://www.nankodo.co.jp/secure/9784524255290_index.aspx

【パスワード：　　　】

　ご使用のインターネットブラウザに上記URLを入力いただくか，上記QRコードを読み込むことによりメニュー画面が表示されますので，パスワードを入力してください．ご希望の動画を選択することにより，動画が再生されます．なお，本WEB動画サービスについては，以下の事項をご了承のうえ，ご利用下さい．

- 本動画の配信期間は，本書第1刷発行日より5年間をめどとします．ただし，予期しない事情によりその期間内でも配信を停止する可能性があります．
- パソコンや端末のOSのバージョン，再生環境，通信回線の状況によっては，動画が再生されないことがあります．
- パソコンや端末のOS，アプリの操作に関しては南江堂では一切サポートいたしません．
- 本動画の閲覧に伴う通信費などはご自身でご負担ください．
- 本動画に関する著作権はすべて南江堂にあります．動画の一部または全部を，無断で複製，改変，頒布（無料での配布及び有料での販売）することを禁止します．

神経筋疾患の超音波検査実践マニュアル

神経筋超音波研究会 編

南江堂

執筆者一覧

■ 編　集

神経筋超音波研究会

■ 編集責任者

西山　和利	北里大学医学部神経内科学 主任教授
幸原　伸夫	神戸市立医療センター中央市民病院神経内科 部長・副院長
野寺　裕之	徳島大学大学院医歯薬学研究部臨床神経科学（神経内科）講師

■ 執筆者（執筆順）

越智　一秀	広島大学病院脳神経内科 講師
濱口　浩敏	北播磨総合医療センター脳神経内科 部長
塚本　浩	東京医科大学茨城医療センター脳神経内科 臨床准教授
野寺　裕之	徳島大学大学院医歯薬学研究部臨床神経科学（神経内科）講師
高松　直子	徳島大学病院神経内科
関口　兼司	神戸大学大学院医学研究科内科学講座神経内科学分野 准教授
辻　有希子	京都府立医科大学大学院神経内科学
能登　祐一	京都府立医科大学大学院神経内科学 学内講師
三澤　園子	千葉大学大学院医学研究院神経内科学 准教授
野田　佳克	神戸大学大学院医学研究科内科学講座神経内科学分野
渡辺　大祐	国立病院機構箱根病院神経筋・難病医療センター神経内科
阿部　達哉	国立病院機構箱根病院神経筋・難病医療センター神経内科 医長
森　敦子	徳島大学大学院医歯薬学研究部臨床神経科学（神経内科）
小森　哲夫	国立病院機構箱根病院 院長
中森　正博	翠清会梶川病院脳神経内科 医長
大崎　裕亮	徳島大学大学院医歯薬学研究部臨床神経科学（神経内科）

巻 頭 言

　この巻頭言を著している小生は純粋な神経内科医である．神経内科医が超音波検査に関する書物の巻頭に寄稿できる時代になったかと思うと，感慨もひとしおである．

　ひと昔前までは超音波検査といえば循環器病学や消化器病学の独壇場であり，神経内科医が超音波機器を触ることなどは想像に難かった．その後，循環器病学の延長線上で超音波検査が頭頸部から脳の血管へも応用されるに至り，神経内科医のなかでも脳卒中診療を生業とする脳血管内科医が超音波領域へと参入を始めた．しかし，古典的な神経内科医は神経症候学や電気生理学に軸足をおく傾向が強く，また残念なことに，脳卒中を担当しない神経内科医も少なくはない．そのため，神経内科分野で超音波検査が広く流布したとは言い難かった．それでも末梢神経や筋といった神経内科での本丸の一部ともいえる臓器に対して，果敢にも超音波検査を駆使する先達も現れた．末梢神経に対する超音波検査の応用は，1985年のSolbiatiらの報告をもって嚆矢とする．その後の黎明期にあってはFornageらも多くの論文を発表しているが，当時の画像は多くの技術的な課題を抱えており，その頃の論文の図譜からは，観察できる視野は狭く，空間分解能も低かったことが読みとれる．

　当初は超音波画像の質的な限界があり，また技術的困難さもあり，末梢神経や筋に対する超音波の応用は限定的であった．しかし昨今の超音波診断機器の進歩は目覚ましく，高周波数/小型プローブの開発，組織調和エコー法，さらには三次元再構成技術などにも及んでいる．こうした技術躍進は末梢神経や筋の描出能力を飛躍的に向上させ，体表からでも容易に探索することが可能となった．超音波検査は非侵襲的に繰り返し実施可能な検査であり，長い走行の神経や複雑な構造の筋を三次元的に形態把握することが可能である．また可動性のある組織を描出できる点では四次元的な検討も可能な検査ともいえるし，さらには組織内部のエコー輝度の変化なども検出し得る．非侵襲性や簡便性など，多数の特長を有する超音波検査であるので，検査の質的向上さえ担保されれば，末梢神経や筋に関する臨床の場で広まりをみせることは自然な流れであった．昨今では，ひと昔前とは比較にならないほど多くの施設で末梢神経・筋への超音波検査が実施されるようになった．しかし神経内科においての超音波検査は，循環器病や消化器病におけるそれと比較すると，まだまだ一般化したとは言い難く，この分野の技術の確立と啓発が喫緊の課題である．

　本書は，これから初めて超音波で末梢神経・筋を観察してみたいという初学者の方や，すでにそうした観察の経験はあるが，本邦での標準的な観察方法について学びたいという方のために企画された入門書である．実際に超音波を末梢神経や筋の観察や診断に応用している第一線の先生方に執筆をお願いした．本書に接することで一人でも多くの方が超音波の末梢神経・筋への応用に興味をもっていただければ，企画者としては望外の喜びである．

2018年5月

編集責任者を代表して
北里大学医学部神経内科学　主任教授
西山和利

Contents

末梢神経エコーの正常値一覧 .... 越智一秀　vii

総　論

1. エコーの原理 .... 濱口浩敏　1
2. 末梢神経エコーの基礎と正常所見 ▶動画 .... 塚本　浩　17
3. 末梢神経エコーの正常値 .... 越智一秀・野寺裕之　35
4. 筋エコーの基礎と正常所見 ▶動画 .... 高松直子　47
5. エコーとMRI・CTとの比較 .... 関口兼司　65

各　論—疾患におけるエコー所見

A　末梢神経・運動ニューロン疾患 72

1. 絞扼性末梢神経障害（上肢）▶動画 .... 塚本　浩　72
2. 絞扼性末梢神経障害（下肢）........................... 辻　有希子・能登祐一　85
3. 遺伝性末梢神経障害 .... 能登祐一　93
4. 炎症性末梢神経障害（CIDP/GBS）・ポリニューロパチー ▶動画 ... 野寺裕之　99
5. 運動ニューロン疾患① ▶動画 .... 三澤園子　111
6. 運動ニューロン疾患② ▶動画 .... 野田佳克・関口兼司　118
   - Column　外傷性末梢神経障害 .... 渡辺大祐・阿部達哉　130

B　筋疾患 132

1. 炎症性ミオパチー ▶動画 .... 森　敦子・野寺裕之　132
2. 筋ジストロフィー .... 渡辺大祐・阿部達哉・小森哲夫　140
   - Column　筋サルコイドーシス（サルコイドミオパチー）............ 濱口浩敏　150
   - Column　嚥下機能評価としての舌エコー .... 中森正博　154
   - Column　ミオパチーでの呼吸筋 .... 野田佳克・関口兼司　156

C　エコー検査法の進歩と筋電図同時記録 ▶動画 .... 大崎裕亮・野寺裕之　158

付録　エコーのレポート例 .... 塚本　浩・野寺裕之　165
文献一覧 167

これからの筋電図と神経筋超音波—あとがきにかえて .... 幸原伸夫　173

索引 175

Web動画 一覧

総 論

2 末梢神経エコーの基礎と正常所見
1) 正中神経
   ・プローブの操作
   ・正常所見
2) 尺骨神経
   ・プローブの操作
   ・正常所見①
   ・正常所見②：肘部
3) 橈骨神経〜後骨間神経
   ・プローブの操作
   ・正常所見　橈骨神経：上腕
   ・正常所見　後骨間神経：前腕
4) 総腓骨神経〜脛骨神経〜坐骨神経
   ・プローブの操作
   ・正常所見
5) 腓腹神経
   ・プローブの操作
6) 頸神経根
   ・プローブの操作
   ・正常所見

4 筋エコーの基礎と正常所見
1) 胸鎖乳突筋
   ・プローブの操作
   ・正常所見
2) 僧帽筋
   ・プローブの操作
   ・正常所見
3) 三角筋
   ・プローブの操作
   ・正常所見
4) 上腕二頭筋
   ・プローブの操作
   ・正常所見
5) 上腕三頭筋
   ・プローブの操作
   ・正常所見
6) 総指伸筋
   ・プローブの操作
   ・正常所見
7) 尺側手根屈筋，浅指屈筋，深指屈筋
   ・プローブの操作
   ・正常所見

8) 第一背側骨間筋
   ・プローブの操作
   ・正常所見
9) 大腿直筋
   ・プローブの操作
   ・正常所見
10) 外側広筋
   ・正常所見
11) 内側広筋
   ・正常所見
12) 腓腹筋，ヒラメ筋
   ・プローブの操作
   ・正常所見
13) 前脛骨筋
   ・プローブの操作
   ・正常所見
14) 腹直筋
   ・正常所見
15) 舌筋
   ・プローブの操作
   ・正常所見

各 論—疾患におけるエコー所見

A 末梢神経・運動ニューロン疾患

1 絞扼性末梢神経障害（上肢）
1) 手根管症候群
2) 前骨間神経麻痺①
3) 前骨間神経麻痺②
4) 肘部尺骨神経障害

4 炎症性末梢神経障害（CIDP/GBS）・ポリニューロパチー
1) 慢性炎症性脱髄性多発神経炎（CIDP）

5 運動ニューロン疾患①
1) 筋萎縮性側索硬化症での線維束性収縮①
2) 随意収縮
3) 筋萎縮性側索硬化症での線維束性収縮②

6 運動ニューロン疾患②
1) 正常な横隔膜
2) 筋萎縮性側索硬化症の横隔膜①
3) 筋萎縮性側索硬化症の横隔膜②

B 筋疾患

1 炎症性ミオパチー
1) 正常な上腕二頭筋
2) 多発性筋炎の上腕二頭筋

C エコー検査法の進歩と筋電図同時記録
1) ドプラ法による神経内血流速度の評価：慢性炎症性脱髄性多発神経炎（CIDP）
2) 筋エコーと針筋電図の同時記録（筋萎縮性側索硬化症）

末梢神経エコーの正常値一覧

	男女総合		男性		女性	
	平均値	正常上限 (mean+2SD)	平均値	正常上限 (mean+2SD)	平均値	正常上限 (mean+2SD)
正中神経（CSA；mm^2）						
手根部	8.5	11.9	8.7	11.9	8.3	11.9
前腕遠位部	6.0	8.6	6.6	9.2	5.4	7.4
前腕近位部	5.6	7.8	5.8	8.2	5.5	7.5
肘部	9.1	13.5	10.2	14.4	8.0	11.4
上腕中央部	8.2	11.6	9.0	12.4	7.4	10.2
尺骨神経（CSA；mm^2）						
手根部	4.1	6.1	4.5	6.3	3.8	5.6
前腕遠位部	4.7	6.7	5.0	6.8	4.4	6.4
前腕近位部	4.6	6.2	4.6	6.2	4.6	6.4
肘部	6.7	10.5	7.0	11.2	6.4	9.6
上腕中央部	4.8	6.8	5.1	7.3	4.5	5.9
頸神経根（長軸像での直径；mm）						
C5	2.14	2.74	2.19	2.75	2.1	2.74
C6	2.99	3.89	3.03	3.99	2.95	3.79
C7	3.39	4.35	3.42	4.4	3.36	4.3

［Sugimoto T et al：Ultrasonographic reference sizes of the median and ulnar nerves and the cervical nerve roots in healthy Japanese adults. Ultrasound Med Biol **39**（9）：1560-1570, 2013 より引用］

国内多施設共同研究による日本人の正常値は，現在データ集積および解析中．

［越智一秀］

総論

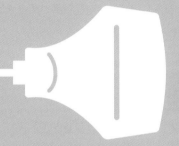

総論

1 エコーの原理

a 超音波の基礎知識[1〜4]

1）超音波とは

超音波（ultrasound）とは，人間の耳に聞こえないほど高い周波数を指す．人間が聞くことができる周波数（可聴音域）は，およそ 20〜20,000 Hz といわれており，これより周波数の高い音を超音波（ultrasonic），低い音を超低音（infrasonic）と呼ぶ．

2）超音波の性質

音は固体や液体や気体といった媒質を伝わるが，真空中は伝わらないことが特徴である．そのため，超音波は基本的に生体組織のなかを伝わることができる．生体はほとんどが水分で構成されているため，音の伝わる速度はほぼ水と同程度と考えられている．しかし，生体内にはさまざまな組織があり，その組織によって音響特性が異なる．音は音響特性が異なる境界で一部が反射するため，生体組織に超音波を送信して音響特性が異なる境界からの反射エコー（echo）を受信することができる．超音波を送信してから反射エコーが返ってくるまでの時間を計測することで，体表から音響性質の異なる組織の境界までの距離（深さ）を知ることができる．一般的な超音波診断装置の場合は，2.0〜15 MHz 程度の周波数の音が主に用いられている．特に皮膚など体表面の場合は，20〜30 MHz が用いられている．

3）超音波診断の特徴

超音波診断の特徴を以下に示す．

> ①被曝の恐れがなく無侵襲であるため，繰り返し検査が可能．
> ②リアルタイムで断層像の観察ができるため，組織形状を描出することができるだけでなく，組織の動きをとらえることができる．
> ③ドプラ法を用いることにより，血流方向や流速の測定が可能．
> ④超音波装置は CT や MRI と比べて比較的小型・安価であり，外来やベッドサイドなどに移動して使用が可能．

以上のようなことから有用性が高く，汎用性が高い．

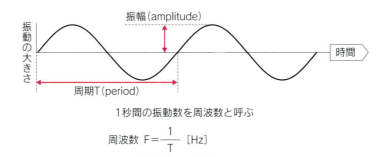

図1 波の周期
(甲子乃人:超音波の基礎と装置, 四訂版, ベクトル・コア, 東京, p6, 2013
より許諾を得て転載)

b 超音波の物理的特性[1〜4]

1) 周波数と波の種類（図1）

　1秒間に何回振動するか，1秒間の振動数を周波数（frequency）と呼ぶ．周波数は，F=1/T [Hz]（F：周波数，T：周期）で表される．

　波の種類には，連続波，パルス波，変調波などがある．連続波は，同じ周期で同じ振幅の波がずっと連続している状態である．一方，超音波診断装置で断層画像を得る際には連続波ではなく，間隔をおいて繰り返すパルス波が用いられる．パルス波が持続している時間をパルス幅，パルス波から次のパルス波までの時間をパルス間隔，パルス波が1秒間に繰り返される数をパルス繰り返し周波数（PRF：pulse repetition frequency）と呼ぶ．

> パルス繰り返し周波数 PRF [Hz]=1/パルス間隔 t [s]

　通常，診断に用いられる超音波の周波数としては，腹部など生体の深部を主に検査する場合は2.5〜7 MHzといった低い周波数が使用されることが多く，皮膚や軟部組織など生体の浅部を観察する際には10〜15 MHzといった比較的高い周波数が使用されることが多い．最近では，さらに20 MHz前後の超高周波プローブを用いて検査することも可能になっている．

　高い周波数と低い周波数ではそれぞれメリットとデメリットがある．高い周波数では2点を識別する距離分解能が高いが，超音波が減衰しやすいため浅部を中心とした評価になる．一方で，低い周波数では超音波が深部まで到達するが，距離分解能が低いという特徴がある．

2) 波の周波数成分（図2）

　基本的にパルス幅の短い波形では，中心周波数 F_0 の成分のみでなく，広い周波数成分が含まれるため帯域幅が広くなる．一方，パルス幅の長い波形では，中心周波数 F_0 近くの成分が多くなるため帯域幅が狭くなる．連続波の場合は，単一の周波数成分のみしか含まれないため，F成分のみからなる縦一

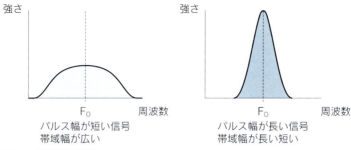

図2 周波数成分
(甲子乃人:超音波の基礎と装置,四訂版,ベクトル・コア,東京,p11,2013より許諾を得て転載)

表1 生体内各組織の音響インピーダンス

媒質	音速(m/s)	1[MHz]の減衰係数(dB/cm)	音響インピーダンス×10^6 (kg/m^2・s)
空気	340	12	0.0004
水	1,480	0.002	1.52
脂肪	1,450	0.8	1.35
脳	1,540	0.2	1.60
血液	1,570	0.2	1.62
腎臓	1,560	0.9	1.62
軟部組織	1,540	1.0	1.63
肝臓	1,550	0.9	1.65
筋肉	1,585	1.3〜3.3	1.70
骨	4,080	13	7.80

これらの値は報告により若干異なり,およその目安である.
(文献1,4を参考に著者作成)

直線になる.
　パルス幅が短い信号は距離分解能がよく,断層検査に適している.深さに応じて受信周波数を選ぶことが可能であるため,組織性状を観察することができる.一方,パルス幅が長い信号は中心周波数の成分が多くなるため,ドプラ検査に適している.

3) 音響インピーダンス (表1)

　生体内を超音波が進む際,生体を通過する成分と反射する成分が存在する.この通過と反射は反射境界での物質の音響インピーダンスの差で決定される.音響インピーダンスは一般に周波数によらず一定であり,超音波の反射は音響インピーダンスの差が生じる境界ラインでは強く起こる.音響インピーダンスが低いほど反射が低く,透過性が高くなる.逆に音響インピーダンスが高いほど反射が強く,減衰しやすい.一方で,音響インピーダンスがほかの組織と大きく異なる空気や骨は減衰係数が高いため,その境界でほとんどの音波が反射してしまう.

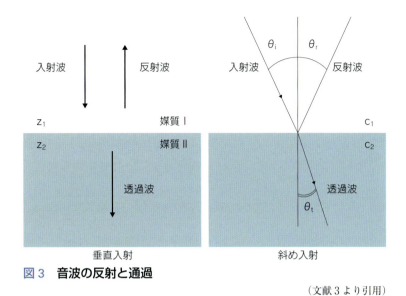

図3　音波の反射と通過

（文献3より引用）

4）反射（図3）

　媒介中を直進して伝播する超音波は，媒質が変わるとその境界面で反射（reflection）あるいは屈折（refraction）を繰り返す．超音波診断装置は，この境界面からの反射超音波の伝播時間やその大きさを利用し，生体内の組織を可視化している．超音波が境界面に対して垂直に入射した場合，超音波の一部が反射して入射方向に戻る．これがエコー信号である．一方で，残りの音響エネルギーは，境界面をそのまま通過してさらに深部に伝播していく．

　境界面での音圧の反射係数 R（reflection coefficient）は，境界面で音圧や粒子速度が連続している条件より，以下の式で表される．

$$R = (z_2 - z_1)/(z_1 + z_2)$$
（z_1，z_2は媒質Ⅰ，Ⅱの音響インピーダンス）

　一方で，超音波が媒質の境界面に対して斜めに入射する場合は，超音波は屈折して伝播することになる．超音波の入射角，屈折角，および反射角をθ_i，θ_t，θ_rとした場合，光の屈折でみられる現象と同様，次の関係が成立する．

$$\sin\theta_t/\sin\theta_i = c_2/c_1$$
$$\theta_i = \theta_r$$
（c_1，c_2は媒介中の音速）

　生体中に空気を含む微小気泡（造影剤）が存在すると，超音波を非常によく反射することになり，信号雑音比（signal-noise ratio：S/N）のよい画像が得られる．これが超音波造影剤の原理になっている．

総論

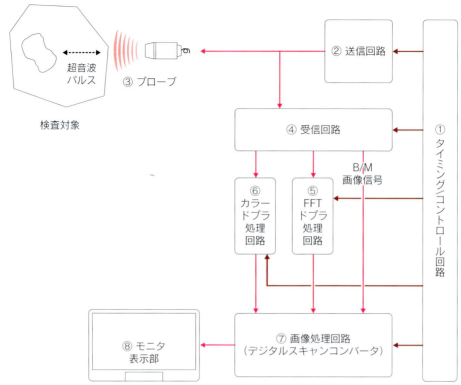

図4 超音波装置の構成
(甲子乃人：超音波の基礎と装置，四訂版，ベクトル・コア，東京，p50，2013 より改変し許諾を得て転載)

C 超音波装置の原理[1～4]

1）超音波診断装置の基本的な構成 (図4)[1,3]

① タイミング/コントロール回路

　約 4 kHz 程度の基本となるタイミング信号を発生して超音波診断装置全体における送受信のタイミングを制御する．

② 送信回路

　①のタイミング信号を元に，プローブ先端の振動子にパルス電圧を加える．電子スキャンでは，プローブに配列されたそれぞれの振動子ごとに，さらに細かくタイミングを調整して順番にパルス電圧を加える．

③ プローブ（探触子）

　先端に振動子が取りつけられている．電子スキャンプローブでは，微細な振動子が多数配列されている．パルス電圧を加えることで振動子から超音波が送信され，生体からの反射エコーを受信する役割をもっている．

④ 受信回路

　プローブで受信された反射信号を処理する．多数の振動子で受信された信号を，受信フォーカスのた

めのコントロールを行いながら加算処理する．また，受信信号の検波処理・ダイナミックレンジ・エコーエンハンス・ゲイン・STC などの調整を行う．

⑤ FFT ドプラ処理回路

　信号の周波数分析を行い，その結果を画像処理回路に送る．

⑥ カラードプラ処理回路

　FFT ドプラ処理回路と同様に信号の周波数分析を行い，その結果を画像処理回路に送る．

⑦ 画像処理回路（デジタルスキャンコンバーター：DSC）

　④ 受信回路，⑤ FFT ドプラ処理回路，⑥ カラードプラ処理回路で処理された信号をメモリに記憶し，モニタ画面に表示するための信号に変換する．多段階のフォーカス・フリーズ・ガンマ補正などの画像処理や，各種の計測を行った場合の表示なども行う．

⑧ モニタ

　画像処理回路からの画像を表示する．

2）超音波の表示法

a）A モード表示（A-mode）

　A モードとは，プローブから送信された反射信号が生体内のいろいろな組織境界面で反射エコーを発生させながら透過していき，その反射エコーをプローブにて受診した際に反射強度を振幅に変換して表示する．A モード表示では，時間（＝深さ）と反射強度を表示する．

b）B モード表示（B-mode）

　B モード表示は，さまざまな深さからの反射信号を得たあと，反射エコーの強さの変化を明るさ（輝度：brightness）の変化に変換（輝度変調）し，画面に表示する．このとき得られた位置（深さ）にのみ，輝点が表示される．1 回の送受信で輝点が表示される線を，輝線（走査線：ラスター）と呼ぶ．プローブの位置を動かして送受信を繰り返すと，輝線の表示位置が動く．その結果，エコー源の位置や形を画像化することができる．なお，B モードの"B"は brightness のことを指す．

c）M モード表示（M-mode）

　M モードは動作している対象物を観察する際に用いられる．M モードは，プローブの位置を動かさず観察位置を一定にし，その時間的変化を観察することで画像が得られる．一般的に M モードは，心臓や血管など，常時動きがみられる組織を観察する際に有用とされている．

3）超音波ビームの走査方式（図 5）

　超音波ビームの方向を少しずつ変えながら送受信を行うことを，スキャン（scan）と呼ぶ．一般的に超音波ビームの走査方式には，電子走査方式，機械走査方式，手動走査方式があるが，通常の検査で用いられているのは電子走査方式である．

　電子走査方式は，短冊状の振動子を先端に多数装着したプローブを用い，駆動する振動子を電子スイッチなどにより制御して，指向性をもたせた超音波ビームを作り走査を行う．電子走査方式で使われているプローブには，リニア電子スキャンプローブ，セクタ電子スキャンプローブ，コンベックス電子

総論

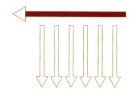 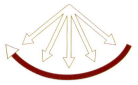 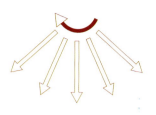 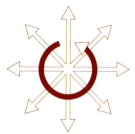

リニア走査
(linear scan)
ビームを直線状に走査する．

セクタ走査
(sector scan)
ビームを扇状に走査する．

コンベックス走査
(convex scan)
ビームを扇状に走査するが，要の部分を表示しない（コンベックスプローブによる走査）．

ラジアル走査
(radial scan)
ビームを周囲360°に走査する．

図5　超音波ビームの走査方式
（甲子乃人：超音波の基礎と装置，四訂版，ベクトル・コア，東京，p61，2013より改変し許諾を得て転載）

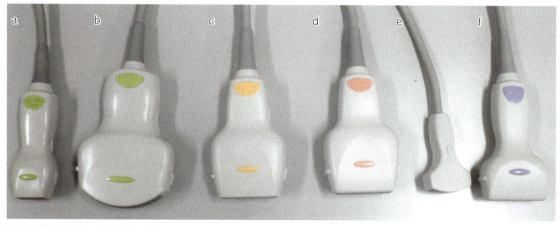

図6　電子スキャンプローブ
使用プローブと目的の一例
a：3.5 MHz セクタプローブ（心，大動脈，経頭蓋など）
b：3 MHz コンベックスプローブ（腹部，骨盤内動脈，下肢など）
c：6 MHz リニアプローブ（頸動脈，上下肢動静脈，下肢など）
d：7.5 MHz リニアプローブ（頸動脈，上下肢動静脈，頸部神経根，筋など）
e：7 MHz マイクロコンベックスプローブ（腹部，骨盤内動脈，頸動脈など）
f：12 MHz リニアプローブ（甲状腺，乳腺，末梢神経，筋など）

スキャンプローブが一般的である（図6）．

　リニア電子スキャンプローブは，ビームを直線状に指向性をもたせて走査する．主な用途として，乳腺・甲状腺，血管，神経・筋など体表面に近い部位において広視野が得られる．また術中に使用できるよう，形状を小型にすることも可能である．

　セクタ電子スキャンプローブは，リニアと同様直線状に振動子を配置しているが，振動子の駆動時間を遅らせることによりビーム角度を変化させることでビーム方向を扇状に発射して走査する．リニアと違い小型の形状でよいため，肋間走査しやすい．主な用途として，心臓や腹部，大血管などに用いられる．

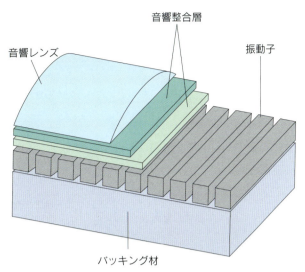

図7 配列型探触子(プローブ)の構造
(甲子乃人:超音波の基礎と装置,四訂版,ベクトル・コア,東京,p62,2013 より許諾を得て転載)

コンベックス電子スキャンプローブは,セクタ同様ビームを扇状に走査するが,要の部分を表示しないことで粗なビームになる.リニアやセクタと違い,扇状に振動子を配列し,振動子を少しずつ移動させながらスキャンする.深部で広視野が得られることや,プローブによる圧迫が可能であるため,主に腹部領域に用いられる.最近ではマイクロコンベックスのような小型形状のプローブも用いられている.

機械操作方式では,振動子を先端に1つだけ装着したプローブをモーターなどで動かし,プローブの位置や超音波ビームの方向を検出機構により検出し,その向きやビームの方向に比例した画像をモニタに表示する.現在では特殊な検査にのみ使用されている.特に機械式ラジアルスキャナは,経食道消化器検査や経直腸前立腺検査,血管内術中検査(IVUSなど)に用いられる.

4) 配列型探触子(プローブ)の構造(図7)

配列型探触子は,振動子,音響整合層,パッキング剤,音響レンズで構成されている.リニア型探触子では,振動子が128個(素子)配列されているものが多い.1つの微細振動子で送信した音波は基本的に球面状に広がってしまう.そのため振動子を多数配列し,同時に複数の振動子にパルス電圧を加えることでビームとしての性質をもたせている.駆動する振動子群を次々と切り替え,ずらして走査することでリニア電子走査を行うことができる.

d 実際の装置条件[1〜4]

1) ゲイン(図8)

受信された信号にはさまざまな強さの情報が含まれている.あまりに強い信号は体表近くの不要な情

総論

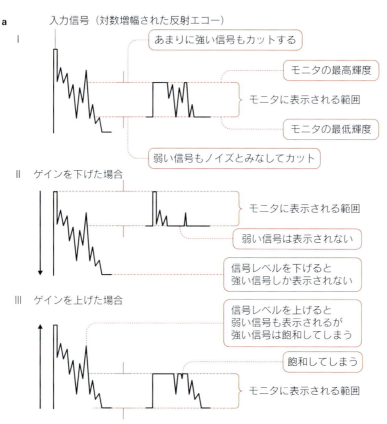

(甲子乃人:超音波の基礎と装置,四訂版,ベクトル・コア,東京,p96,2013より許諾を得て転載)

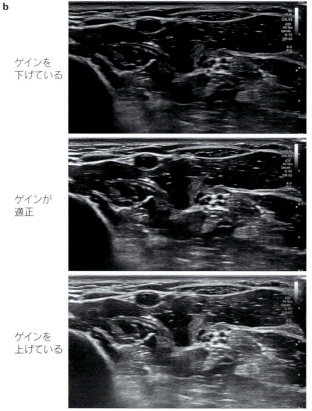

図8　ゲイン調整

報であることが多く，また，ある程度弱い信号もノイズであることが多いため，カットする必要がある．そして，必要な範囲の信号のみを選択的にモニタに表示することで明瞭な画像を描出することができる．ゲイン調整は，入力信号のうち，モニタに表示したい信号の範囲を適正に表示されるように信号レベルを調整する機能である．ゲインを上げるとモニタに表示される範囲が比較的弱い信号になるため，強い信号は最大輝度に飽和してしまい，弱いノイズ成分も表示されることになる．そのため，全体的に明るい画像になる．一方，ゲインを下げるとモニタに表示される範囲が比較的強い信号のみになるため，弱い信号はカットされ表示されなくなる．そのため，全体的に暗い画像になる．

2）ダイナミックレンジ（図9）

ゲインの範囲のうち，モニタに表示したい信号範囲がダイナミックレンジである．ダイナミックレンジを広く（大きく）すると，弱い信号から強い信号まで，広い範囲の信号をモニタ表示することが可能になる．その一方で，モニタの輝度差が少なくなり，微妙なエコーが表示されない，いわゆる「軟らかい」画面表示になる．一方，ダイナミックレンジを狭く（小さく）すると，ある部分の信号を大きな輝度差をもってモニタ表示可能になる．そのため，いわゆる「硬い」画面表示になる．

3）STC（sensitivity time control）・TGC（time gain control）（図10）

生体内に同じエコー源があっても，その深度によって減衰の影響を受けるため，受信される反射エコーの強さが変わる．STC・TGCを用いると，深さに応じて減衰相当の補正を行い，同じ明るさで表示されるようになる．生体内のエコー信号の減衰は距離と周波数に比例する．また，音波を送信してから反射信号が受信されるまでの時間は距離に比例しているので，どのくらいの深さから返ってきた信号であるかがわかる．基本的に使用しているプローブの周波数や検査部位に合わせて超音波装置内で自動的に最適な補正がかけられているが，信号の減衰量は被検者の個体差や，知りたいエコー源の周囲組織によって異なるため，常に微調整が必要になる．そのため一般的な超音波装置では，操作パネル上にあるSTCボリュームによって，深さごとの補正量を微調整できるような仕様になっている．

4）フォーカス（図11，12）

リニア電子スキャンでは，各振動子にパルス電圧を加える際，遅延回路を用いて少しずつ駆動のタイミングを遅らせることで電子的なフォーカシングを行う．遅延時間の差を変えることで収束する位置が変わるため，フォーカス点の深さを変更することが可能になる．装置パネル上でフォーカスポイントを調整することができるため，必要な情報を得たい組織に対してフォーカスを当てることで明瞭な画像を描出できる．また，同じ方向に向けて送信フォーカス点の深度を変えて何回か送信を行い，フォーカス点からの受信信号を合成すると，数ヵ所にフォーカス点があるビームと同等な受信信号が得られる．

5）周波数の違いによる画像表示（図13）

同じリニア電子スキャンでも，周波数が違うことで描出力が変わる．表在部を明瞭に描出する場合は，より高周波のプローブが適している．図13はリニア電子スキャンであるが，低周波では深部まで超音

総論

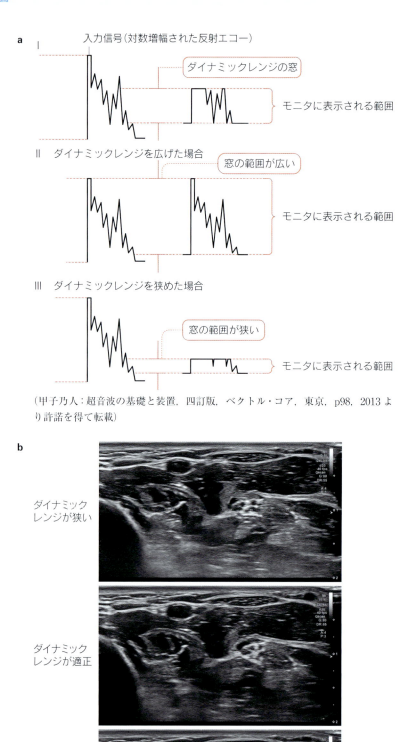

図9 ダイナミックレンジ調整

1. エコーの原理

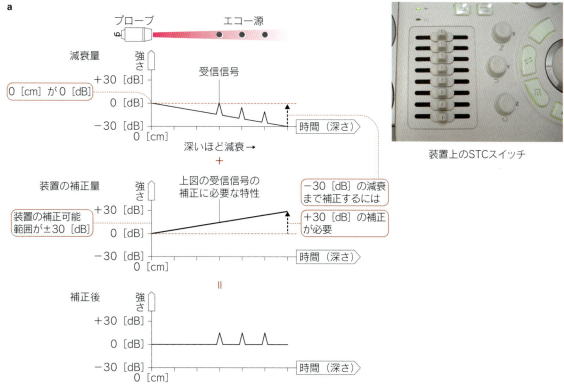

装置上のSTCスイッチ

(甲子乃人：超音波の基礎と装置，四訂版，ベクトル・コア，東京，p100，2013より許諾を得て転載)

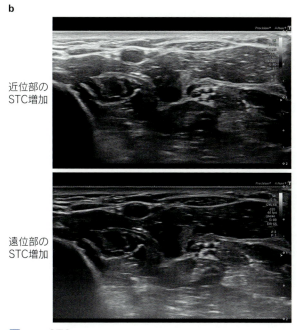

近位部の
STC増加

遠位部の
STC増加

図10　STC

総論

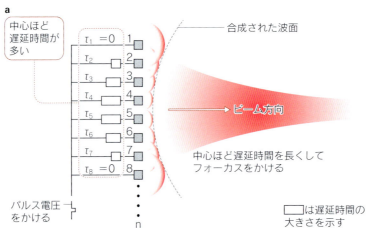

(甲子乃人：超音波の基礎と装置，四訂版，ベクトル・コア，東京，p72，2013 より許諾を得て転載)

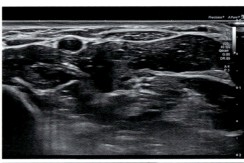

フォーカスポイントが近位にある

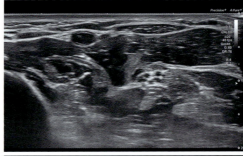

フォーカスポイントが適正な位置にある

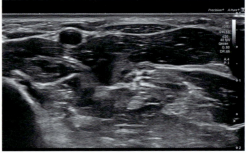

フォーカスポイントが遠位にある

図11 フォーカス

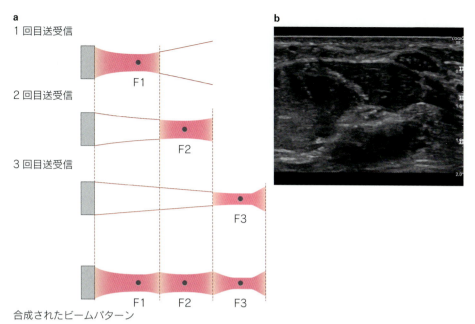

図12 多段階フォーカス

(甲子乃人：超音波の基礎と装置，四訂版，ベクトル・コア，東京，p73，2013 より許諾を得て転載)

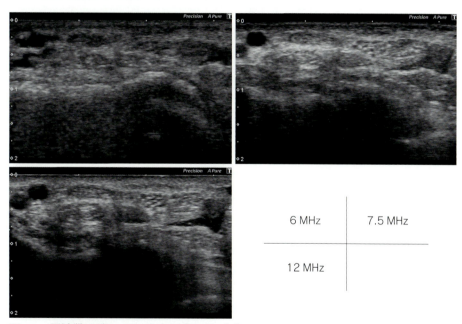

図13 周波数の違いでみえ方が変わる（1）

波ビームを透過させるため，全体的に周囲がぼやけた画像となる．高周波では浅部の描出に優れているため，周囲の組織が明瞭となる．特に神経上膜，周膜，神経束が明瞭に描出される．ただし，同じ高周波のプローブでも，より周波数の高いほうが手根部など，末梢神経遠位部の描出には優れている（図14）．一方で，神経根や下肢神経など深部に位置する神経の観察には向いていない．そのため，末梢神

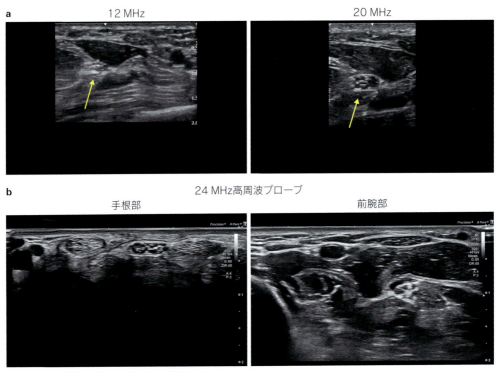

図14 周波数の違いでみえ方が変わる（2）
a：同じ高周波プローブでも，より高周波のほうが明瞭に描出される．
b：超高周波プローブの場合，浅部のほうが明瞭に描出されるが，少し深部になると描出が不明瞭になる．

経を明瞭に描出するためには，部位に合わせて周波数の異なるプローブを使用することが望ましい．

6）超音波用ゼリーの役割

　プローブと体表の間に空気の層があると，超音波の特性から強い反射が起こってしまう．そのため，効率のよい送受信が行えるよう，検査時にはゼリーを体表に塗布する必要がある．この際，空気の層をなくす手段であれば水などを袋に入れて用いることも可能であるが，ゼリーにはプローブの走査時に滑りをよくする役割もある．超音波用ゼリーには，水を主成分として流れ落ちないよう粘性をもたせている．また，検査中に乾燥を抑える保湿剤も含まれている．

　用途によって粘度の高いゼリーや低いゼリーを使い分ける必要がある．末梢神経・筋を観察する場合は広範囲な評価が必要になるため，粘度が低く，滑りがよいものが主に用いられる．一方，頸部神経根を観察する場合は狭い範囲で細かな走査を行う必要があるため，比較的粘度の高いものが適している．

［濱口浩敏］

総論

2 末梢神経エコーの基礎と正常所見

　エコー検査装置は技術的進歩に伴って空間分解能も向上し，描出される画像はより鮮明なものとなった．詳細な部分まで評価が可能となった結果，現在のエコー検査装置は直径わずか0.1 mmの末梢神経の描出も可能である．近年，末梢神経エコーは爆発的な広がりをみせつつあり，さらなる発展が期待される分野である．本項では末梢神経エコーの基礎として背景，正常所見，各神経の検査法などについて概説する．

a 背景

　末梢神経エコーに関する研究は，黎明期とされる1980年代に神経鞘腫や神経線維腫症や外傷などでの報告から始まった[1~4]．上下肢の末梢神経エコーの正常所見に関するFornageらの報告[5]を契機に徐々に発展が始まったが，空間分解能が低いうえに観察視野が狭いことや，質的診断能力が低いことなどから報告は限られていた[6]．1990年代に入ると臨床応用がなされるようになり，手根管症候群[7]やCharcot-Marie-Tooth病[8]の末梢神経エコー所見における神経腫大が報告されて以降，さまざまな末梢神経疾患におけるエコー所見が相次ぎ報告されてきた．これは，高周波小型プローブの開発，Bモード法やカラードプラ法の活用，画像エンジンやアプリケーションの進歩など，技術的進歩とともにより高解像度化したことによって，評価できなかった微小な構造や異常が評価可能となったことによる[6]．これにより簡便に末梢神経の詳細な観察が可能になり，現在はさまざまな疾患に応用されている．

　末梢神経の形態学的評価は病理検査が主であるが，侵襲的で限られた神経しか検査できず汎用性に欠ける．MRIも非侵襲的な形態検査手法であるが，頻回に繰り返して検査をすることは現実的ではない．さらに体内金属を有する患者や重症患者などは検査が難しく，motion artifactを受けやすいため静的評価しかできない．末梢神経エコーの長所は，何よりも末梢神経の形態学的評価が非侵襲的に繰り返し検査可能なことであり，任意の末梢神経の走行に沿って連続的に評価可能で，通常痛みは伴わないので繰り返し検査できる利点がある（表1）．一方，短所としては，超音波が到達しにくい深部組織や骨の裏側の評価は難しいことや観察できる範囲が狭いことがあげられ，また検査には習熟した技術を要するため，検者間誤差が生じうる問題もある．何より，形態評価はできても質的評価が困難なことが最大の欠点といえよう．そのため，神経機能を質的に評価できる電気生理検査とは相補的に作用するので，組み合わせることで非常に有用な検査ツールとなる．

表1　末梢神経エコーの長所と短所

長所	短所
形態評価が可能である	質的診断能力が低い
非侵襲的で痛みを伴わない	無症候性の形態的変化との鑑別が難しい
末梢神経の走行を連続的に評価可能である	観察範囲が狭い
繰り返し検査できる	深部，大きい筋や骨の裏側にある神経は評価が難しい
ベッドサイドや外来診察室で検査可能である	浮腫や脂肪組織の影響で描出が難しくなる
神経周辺や神経内の血流評価ができる	検査と評価にはやや熟練を要する
検査時間が短い	検者間誤差があり得る
検査費用が安い	機器間や設定差により検査画像に差異が生じる
動的評価が可能	
MRI不可症例にも実施可能である	
任意の長短軸像の描出が容易である	

b　末梢神経エコーの方法

1）プローブの選択と操作

　一般には高周波プローブを用いることで，体表に近い末梢神経の観察が可能である．機器の進歩に伴い14 MHz以上のプローブを用いれば，指神経のような表在に近い0.1 mm径程度の神経も観察できるようになった．最近では最高24 MHz周波数帯のプローブも手にすることが可能となり，より高い周波数帯のプローブを用いることで，体表に近い浅い部位を走行する神経内の構造・血流を精細に評価できる．しかしながら，このような高周波帯プローブは深部を走行する神経の評価には適さないという短所もある．深部を走行する神経は，頸動脈エコーに用いられるような周波数8〜11 MHZ帯のプローブのほうが観察に適する場合もあるが，実際には周波数14 MHz以上のプローブを用いればプローブを変更して神経を描出しなければならない必要性はほとんどなく，せいぜい中心周波数帯を変更することで十分なことが多い．末梢神経エコーで評価可能な代表的神経を表2に示す．

a）体表面に対して垂直に立てる

　末梢神経エコーでのプローブ操作でまず注意すべきことは，プローブのもち方である．プローブは，原則として体表面に対して垂直に立てて観察する．プローブの先端に近い部分を母指と示指，中指でしっかりともち，詳細な評価が必要な場所は，小指や手掌の一部を体表にのせてプローブを固定すると安定するため観察しやすくなる（図1）．ケーブルに近いプローブの根元のほうをもちプローブを浮かせたまま操作すると，プローブが安定せず画像が揺れてしまい，詳細に観察したい部分の描出が難しくなるので，避けるべきである．

b）プローブに圧迫を加える

　またプローブにある程度の圧迫を加えて観察すると，より精細な画像を得やすい．これは，皮膚とプローブの間の密着が増し音響インピーダンスが減少し，エコービームが対象まで直行しやすくなるため，圧迫により目的とする神経までの距離が短くなるため高周波プローブで観察しやすくなるためである．圧迫によって神経が変形して計測する断面積に変化が生じる可能性については，通常は過度な圧迫

表2 末梢神経エコーで観察可能な代表的神経

頭頸部・上肢帯	上肢	下肢
・顔面神経	・正中神経	・大腿神経
・頸神経根（頸神経近位部）	・前骨間神経	・大腿外側皮神経
・腕神経叢	・尺骨神経	・坐骨神経
・横隔神経	・橈骨神経	・脛骨神経
・肩甲上神経	・後骨間神経	・総腓骨神経
・長胸神経	・筋皮神経	・浅腓骨神経
・迷走神経		・腓腹神経

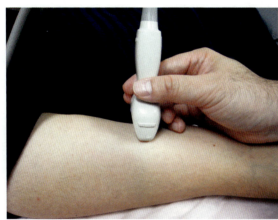

図1 プローブのもち方の例

をしない限りは断面積が変化するほど神経が変形することはなく，仮に圧迫による神経の変形が生じても画面で肉眼的に確認できるため，精細な画像が得られない場合にはプローブの圧迫を強めてみるとよい．

c）当てる位置を変える

また神経がみえにくい場合はプローブを当てる位置を変えて，違う方向から観察するとみえやすくなる場合がある．

2）神経の同定と観察法

神経の同定は，経験を重ねれば各神経の走行の三次元的イメージがつかめるようになるため，被検神経の描出は容易である．慣れるまでは正中・尺骨神経手首部や総腓骨神経腓骨頭部など，同定しやすい位置が神経ごとに存在するので，その部位でしっかりと神経を同定してから神経の走行に沿って連続的に観察するのがよい．

a）末梢神経の構造を知る

末梢神経の構造は，内部にある薄い神経周膜に囲まれた神経線維が集簇した神経束から形成され，その周囲を厚い神経上膜に覆われている．間質には神経束間の線維と血管神経束を取り囲む線維が存在している（図2）．

b）観察の手順

末梢神経エコーを行う場合には，まず神経の短軸像から観察を始めるが，末梢神経の短軸像はエコー

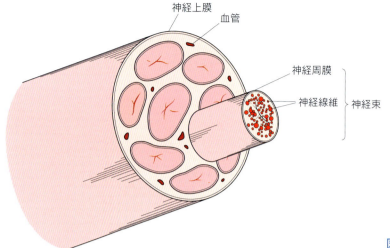

図2　末梢神経の構造

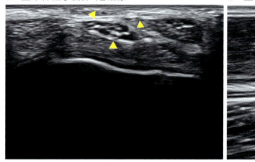
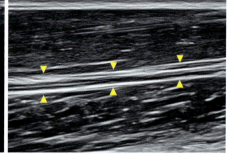

図3　末梢神経エコーの短軸像と長軸像
a：高エコー輝度の神経上膜に包まれた内部は蜂の巣状の神経束が確認できる．
b：高エコー輝度の神経上膜に挟まれた低エコー輝度の構造内に高輝度の線状構造が確認できる．
矢頭：正中神経

では神経上膜に相当する外周部分は白く，高エコー輝度の線状構造（hyperechoic rim）としてみえる．そのなかに低エコー輝度の円形ないし楕円形の構造物が存在し，蜂の巣状（honeycomb appearance）にみえるが，これは fascicular pattern と呼ばれている[9]（図3a）．この構造は神経束（nerve fascicle）にある程度相当していると考えられているが，エコーで確認できる神経束の数は病理学的に検討した神経束の数よりも明らかに少ない[9]．1：1対応ではなく，いくつかの神経束が1つの低エコー輝度の構造にみえていると考えられている．そのため，エコーで神経束の断面積増大と判断する場合は，複数の病理学的な神経束を評価していると認識したうえで評価する必要があり，注意すべきである．また末梢神経の部位や症例によっては，末梢神経内部が一様に低エコー輝度の構造にみえることもしばしばあり，これらは空間的分解能が低いためと考えられている[6]．頸神経根がその代表である．

c）神経と腱を間違えないために

部位によっては神経と腱を誤って認識してしまうこともある．その代表は正中神経手首部であり，手根管を通る指屈筋腱群と正中神経の鑑別は，特に初学者で誤りやすい．これはプローブを前後に傾けて

動かすことで，腱は神経よりも異方性が大きいためエコー輝度が変化しやすく，また fascicular pattern もみえないため，輝度変化に乏しく fascicle 構造がみえる神経と鑑別することが可能となる．

d）長軸像の評価

長軸像の評価を行う場合は，まず短軸像で画面中央に神経を描出し，そのうえでプローブをゆっくりと長軸方向に回転させ長軸像を描出させる．長軸像における末梢神経には，高輝度の神経上膜に挟まれた低輝度の構造のなかに細い線状の高輝度構造を多数認める（図3b）．この特徴的な構造を熟知し，神経走行の解剖学的知識があれば，エコーを用いた神経の同定は難しくはない．慣れないうちは神経走行の確認には解剖学アトラスを確認しながら検査を行うとよい．

e）フォーカスの調整

また，神経上膜や内部構造を含め末梢神経をエコーできれいに描出するためには，フォーカスを合わせることが重要である．フォーカス位置が正しくないと神経上膜の hyperechoic epineural rim や内部構造が不鮮明となり，正確な評価ができず，後述する計測までも不正確となってしまう．常に神経の深度に合わせて，フォーカスを調整しながら検査を進めることが重要である．

f）観察のコツ

神経を同定した後に神経に沿ってプローブを動かして，短軸像を連続的に観察する．このときに神経に対してプローブが斜めになると神経の形が変わり，断面積が大きくみえてしまうことがあるので，必ず神経に対して垂直にプローブを当て，断面積が最小となるように注意しながら動かす．また神経を必ず画面中央にとらえるように，注意しながらプローブをゆっくり動かしていく．プローブの角度や圧迫を微妙に調整しながら，高エコー輝度の神経上膜とその内部構造をしっかりと描出しながらプローブをゆっくりと動かしていくと，神経を見失うことはない．一瞬でも画面から目を離すと，神経を見失ってしまうことがよくあるので，見失った場合は神経を同定できる位置までプローブを戻し，再度画面から目を離すことなく神経に沿って連続的に観察を進める．

エコーは動的イメージも観察可能であり，神経を観察しながら関節を動かすことで，運動時における神経圧迫や，筋・腱との位置関係などを評価することができる．手根管症候群[10]や肘部尺骨神経[11〜13]での評価が試みられている．

3）カラードプラによる血流評価

カラードプラ法を用いると神経上や神経内の血流が可能であり，手根管症候群[14]や肘部尺骨神経障害[15]，慢性炎症性脱髄性多発神経炎（chronic inflammatory demyelinating polyneuropathy：CIDP）[16]やハンセン病[17]で神経の血流増加が報告されている．近年，機器の進歩によって，より低速の血流も評価可能となっており，超高周波プローブの発展と合わせて神経内血流の評価など，今後の知見の蓄積が期待たれる．

C 末梢神経エコーの評価項目

末梢神経エコーの評価項目として最も頻用され，重要なものは神経断面積（cross-sectional area：

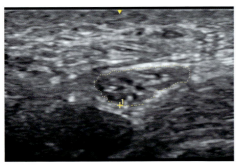

図4 cross-sectional area（CSA）の計測

正中神経手首部．高エコー輝度の神経上膜の内側を continuous trace 法で計測し，CSA 7.4 mm² であった．

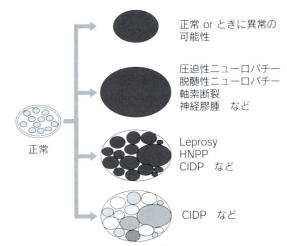

図5 末梢神経エコーの異常所見

CSA）と径（diameter）である．CSA は短軸像で，diameter は主に長軸像で評価するのが基本である．エコーにおける CSA の標準的な計測方法は，神経上膜を示す hyperechoic epineural rim の内縁に沿ってトレースして面積を求める方法である（図4）．

計測時の注意点として，トレースを神経上膜の外縁や，hyperechoic epineural rim に対して過度に内側にしてしまうと，簡単に1〜2 mm²程度の測定誤差が生じてしまう．またトレースを正確にするために，測定部位ごとに画面の縮尺を変え，拡大して計測すると，CSA 値も容易に変動してしまう．そのため，神経ごとに縮尺を固定して計測したほうがよい．しかし，神経内部の評価や異常構造の有無について評価する場合には，適宜拡大して観察を行う．

長軸像で diameter を測定する場合も，同様に神経上膜の直下から直上までを計測する．しかし，神経の形は正円ではなく楕円形や，部位により不整形のことも多く，エコービームの方向（プローブの位置や角度）によって diameter は簡単に変化してしまう．

以上より，筆者は安定したパラメーターを記録するためには，diameter 値より CSA 値を主な評価項目とすることを推奨する．

1）CSA 増大（神経腫大）を呈する疾患

末梢神経エコーにおける異常所見として最も重要なものは，神経腫大である．CSA 増大ないし diameter 増大にて判断されるが，通常の CSA の異常増大はエコー輝度の低下を伴う．神経のエコー輝度が低下しているのみでは神経根や末梢神経近位部でも正常でも認められるため，神経腫大がない場合は，原則異常所見と判断すべきではない（図5）．

圧迫性ニューロパチーの初期では神経内の血流と軸索流が障害され，神経内および神経周囲の微小な血管壁も厚くなる．神経内の血管透過性は亢進し，神経内の浮腫を誘導する．その結果，コラーゲンも増生し神経内に線維化を起こす．さらに脱髄と再髄鞘化を引き起こすことから，神経が腫大すると考えられている[18]．これらの機序が，圧迫性ニューロパチーにおけるエコー輝度の低下を伴う CSA の異常増大のメカニズムと考えられている．この圧迫部位から近位側で認める腫大した末梢神経は，主に整形外

科領域で偽神経腫と呼ばれることもある.

しかし,エコー輝度低下を伴った神経腫大は圧迫性ニューロパチーにのみに認められるわけではなく,脱髄性ニューロパチー,血管炎性ニューロパチーなど,ほかの末梢神経疾患,外傷などによる軸索断裂(axonotmesis),神経線維腫や神経膠腫などの神経腫瘍でも認められる非特異的所見である.つまり,末梢神経エコーで低エコー輝度を伴う神経腫大を認めたからといって,この所見のみでの質的診断は難しい場合も多い.あくまでエコーは,神経診察における神経徴候や電気生理学的検査と合わせて診断に用いるべきである.また,ときにCIDPやCTS,肘部尺骨神経障害(ulnar neuropathy at the elbow:UNE)において,腫大した末梢神経内部の一部にエコー輝度上昇を認めることもある.

神経束の異常所見についても近年検討がなされており,CIDP[19]),遺伝性圧脆弱性ニューロパチー(hereditary neuropathy with liability to pressure palsy:HNPP)[20]),圧迫性ニューロパチー[21])やハンセン病[22])において神経束の腫大が報告されている.特にCIDPにおいては,高〜低輝度の神経束が混在した所見を認めることもある.Paduaらは,CIDPにおけるこれらの高輝度変化は末梢神経内の線維化やシュワン細胞の増生,炎症による神経線維の質的変化などによると考察している[19]).

2) CSA低下(神経萎縮)を呈する疾患

一方でCSA値の低下,つまり神経萎縮を呈する疾患としては,筋萎縮性側索硬化症に代表される運動ニューロン病において,頸部神経根と末梢神経のdiameter低下とCSA値の減少が報告されている[23,24]).しかし,エコーでの各種疾患における神経萎縮の報告は神経腫大の報告に比べて少なく,直接的にエコーでの神経萎縮所見が神経線維の脱落を反映しているかについては明らかではなく,今後の研究が期待される.

末梢神経のエコー輝度については,定量的評価も試みられている.検査で得られた画像をコンピュータ上で画像解析ソフトウエアを用いて解析し,神経上膜の内側に関心領域をとり0〜255の256段階からなるグレースケール値の平均を求める方法や,その分布から閾値を求める方法などがある.糖尿病性末梢神経[25])やUNE[26])ではエコー輝度が低下するが,small fiber polyneuropathyではエコー輝度は健常群と比べて有意差を認めない[27])ことが示されている.しかし,末梢神経障害におけるエコー輝度に関する報告数は少なく,現時点での有用性は確立されていない.

d 代表的な末梢神経描出法と観察ポイント

以下に代表的な末梢神経エコーの手技と観察ポイントを示す.基本的に観察は連続的に行うが,画面から目を離すと神経を見失うことがよくあるので,画面から目を離さずに機器およびプローブ走査を行うことが重要である.特に初学者は神経を見失った場合にプローブと体表をみる傾向にあるが,体表をみても神経をみることはできない.各神経には神経を同定しやすいランドマークとなる部位があるので,神経を見失った場合には必ず神経を同定できる部位まで戻り,再度連続的に評価することが基本となる.

総論

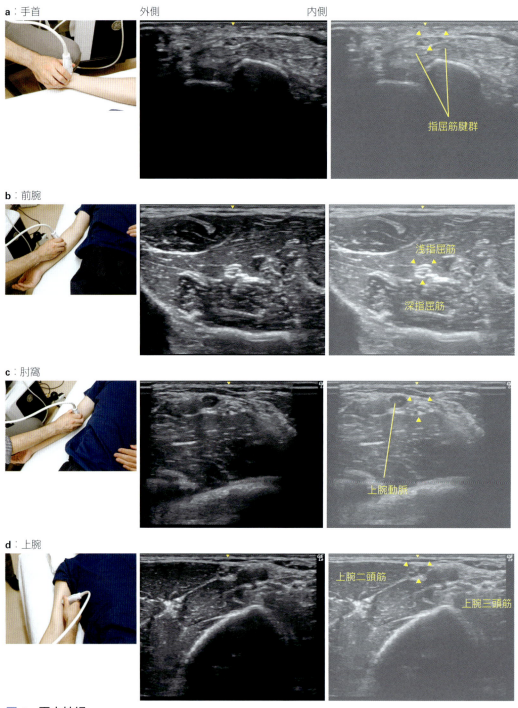

図6 正中神経
矢頭：正中神経

1）正中神経 ▶動画2-1

- 肢位は通常，臥位で前腕を回外させ検査を行う（図6 a）．手根管のみの評価であれば座位でも十分

可能である．エコーにおいて正中神経は，手掌から腋窩まで連続的に観察をすることができる．

- 一般的なアプローチとして，まず手首で正中神経を同定する．手首部正中神経は指屈筋腱とともに手根管内を通過しているので，手根皺線上にプローブを置き短軸像を観察すると，円形ないし楕円形の構造が並んでいることが確認できる．
- 先に述べたようにプローブの傾きを変え（tilting），輝度変化と fascicular pattern をもとに神経を同定する（図6 a）．
- 手根管症候群の検査は，手首で正中神経を確認したのち手掌に向けて遠位側にプローブを動かすと，正中神経が指神経に分岐する部位まで観察できるが，描出はやや難しい．通常は手首から中枢側に向けて正中神経を短軸像で連続的に観察する．
- 前腕に向かうと正中神経は浅指屈筋と長母指屈筋の間を通り，浅指屈筋の深層側へ回り込むように移動し，浅指屈筋と深指屈筋に挟まれた位置に確認できる（図6 b）．この位置では，一般的に神経の同定もしやすく神経上膜もはっきりみえるので，CSA の計測を施行しやすい．
- さらに肘へ向かうと，前腕近位部では正中神経は円回内筋の後面を走行するが，この部位は太い円回内筋の筋腹のため神経の描出が難しい．
- 肘窩では，正中神経は円回内筋の後面から表層に向かって上腕動脈の内側を並走するので（図6 c），上腕動脈を目印にすると正中神経を同定しやすい．
- 肘窩から腋窩にかけて正中神経は上腕二頭筋と上腕三頭筋の内側の間を上腕動脈と並走し，腋窩まで観察することができる（図6 d）．
- 上腕近位部では上腕動脈の周囲に正中神経，尺骨神経，橈骨神経が走行するので，連続的に観察し神経を間違って同定しないよう気をつける．
- 正中神経の CSA 測定部位は報告にもよって異なるが，手首，前腕，肘窩，上腕であることが多い．

2）尺骨神経 ▶動画2-2)

- 肢位は，臥位で計測を行う際は，前腕回外位で肘を伸展させて検査を行う場合と，肩関節を外旋させ肘を軽く屈曲させて行う場合があるが，状況に応じて検者と患者にとって楽な肢位を選択すればよい．座位で計測を行う際は，肘を伸展し前腕を最大に回内させ手掌を外側に向けることで尺骨神経が直線状になるため，検者は患者の検査をする上肢に並んで座ると検査しやすい．
- 尺骨神経も正中神経の場合と同様に，手首から腋窩まで連続的に観察可能である．尺骨神経は手首以遠の尺骨神経管（Guyon 管）内で複雑に分岐するが，その観察は熟練が必要である．
- 尺側の手根皺線上でアプローチをすると，正中神経の尺側に尺骨動脈を確認できる．そのすぐ外側に接するように，三角形ないし扁平な尺骨神経を簡単に確認できる（図7 a）．
- 中枢側に向かってプローブを動かすと，手根皺線から約4〜5 cm 近位で背側枝が尺骨神経本幹に合流するのも確認できる．前腕で尺骨神経は尺骨動脈と並走し尺側手根屈筋，浅指屈筋，深指屈筋の間を走行する（図7 b）．その後，尺骨動脈と離れ尺側手根屈筋の深層に沿って走行し，内側上顆の遠位で尺側手根屈筋の筋腹間にまたがる fibrous band と内側上顆の間（肘部管）を通過したのち，尺骨神経溝を通り上腕に向かう（図7 c）．

総論

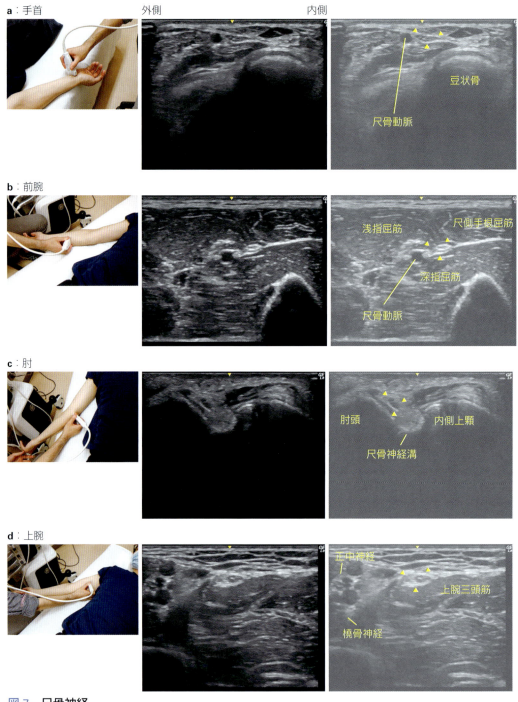

図7 尺骨神経
矢頭：尺骨神経

- 肘では尺骨神経は背側を通るため，臥位で検査を行う場合は前腕を最大回外位にするか，前腕を回外させて肘を軽く屈曲させ検査を行うとよい．
- 肘の上下わずか10 cmほどの範囲では，種々の圧迫機転により尺骨神経の圧迫性ニューロパチーが

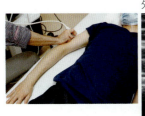
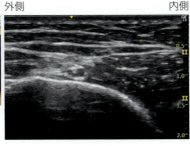
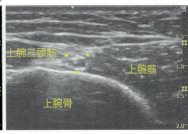

図8　橈骨神経：上腕

矢頭：橈骨神経

生じやすく，UNE と総称されている．この部位において尺骨神経は，エコー所見上は局所的な神経腫大を認めることも多いので，注意深く観察する必要がある（詳細は p72，「各論 A-1．絞扼性末梢神経障害（上肢）」参照）．

- 尺骨神経溝内では honeycomb appearance ではなく，高輝度の神経上膜に囲まれた 1～少数の比較的大きな束（fascicle）として認められる．これは生理的圧迫部位のためと考えられている．肘部尺骨神経は簡便に同定しやすいので，UNE を疑う場合の検査は肘からアプローチしてもよい．
- 上腕では，尺骨神経は上腕動脈から 1 cm ほど内側の上腕三頭筋の筋膜の内側に沿って走行し（図 7 d），腋窩まで観察することができる．
- また肘関節部では，V 字型の尺骨神経溝が確認できるように内側上顆と肘頭間に水平断にプローブを置き，自動的または他動的に肘関節を屈曲すると，尺骨神経と周囲の筋腱の関係を動的イメージとして観察することができる．屈曲時に神経溝内に迫り出してくる上腕三頭筋によって，尺骨神経が内側上顆を乗り越えて内側に偏倚する脱臼所見（luxation）を認めることもある．

3）橈骨神経，後骨間神経（橈骨神経深枝）▶動画2-3

- 検査肢位は，肘を軽く屈曲させ前腕回内位で行う．
- 橈骨神経は腕神経叢から分かれた後，腋窩から背側を通過して，上腕骨を外側かららせん状に回り込みながら肘前面へ向かって走行する．上腕約 1/2 の前外側にプローブを置き，上下に走査しながら短軸走査でアプローチをすると，橈骨神経が上腕骨に最も接近する像を観察できる（図8）．
- 手技に慣れてくると，直接上腕から観察しても簡単に橈骨神経を同定できるが，上腕での橈骨神経の同定が困難な場合などは，前腕で後骨間神経を同定した後に中枢側へ向けて連続的にプローブ走査をすると確認しやすいこともある．
- 上腕における回旋部（spiral groove）では，橈骨神経は上腕筋と上腕三頭筋の間を走行して上腕骨に近接しており，また皮膚表面からの距離も近いために圧迫性ニューロパチーを生じやすい．
- spiral groove より近位部の腋窩までは橈骨神経を明確に描出することが難しい．上腕から末梢側へ向けてプローブを走査していくと，肘前面で橈骨神経は内側に向かう浅枝と，外側に向かう深枝（後骨間神経）に分岐する．その後，前腕近位部で後骨間神経は腕橈骨筋と上腕筋の間を回外筋内部に

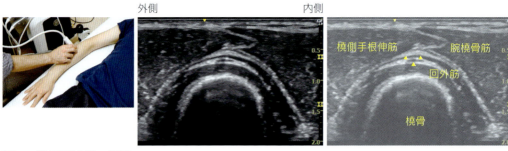

図9　後骨間神経：前腕
矢頭：後骨間神経

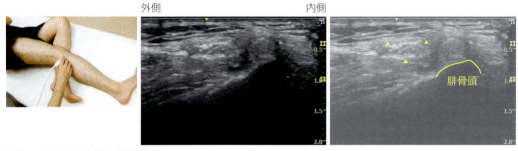

図10　総腓骨神経：腓骨頭部
矢頭：総腓骨神経

向かう（図9）．

- 前腕近位部背側からアプローチをして中枢側から末梢側へプローブを走査すると，内側から外側に向けて横にすべるように回外筋内に入っていく後骨間神経を確認することができる．後骨間神経は非常に細く，扁平にみえることが多いが，ときにいくつかの fascicle に分かれてみえることもある．一方，浅枝を連続的に観察すると手首以遠まで観察することが可能である．

4）総腓骨神経 ▶動画2-4）

- 検査は側臥位ないし腹臥位で行う．
- 腓骨頭よりアプローチをすると，腓骨頭の後方に扁平な楕円形の総腓骨神経を観察できる（図10）．同定しにくい場合は中枢から末梢へプローブを動かして観察すると，腓骨頭より末梢で深部へ向かう神経を確認できる．
- また神経が蛇行するために，CSA を計測する場合には体表からみた水平断ではなく，tilting によってプローブの向きを変えながら神経の断面積が最も小さくなるように調整して，CSA の記録・計測を行う．腓骨頭部は生理的圧迫部位であるため，腓骨頭部における腓骨神経の CSA は他部位で測定した場合に比べて大きいことが多い．
- 腓骨頭を回り込んだ遠位で浅腓骨神経と深腓骨神経に分岐するが，分岐部以遠は長腓骨筋の深層に存在するため観察が難しい．浅腓骨神経は下腿上 1/3 から再び表層に向かって，長短腓骨筋と長趾

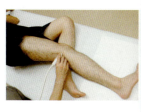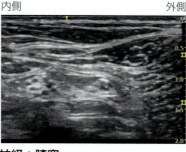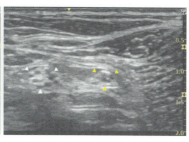

図 11　脛骨神経・総腓骨神経：膝窩
矢頭（白）：脛骨神経
矢頭（黄）：総腓骨神経
通常脛骨神経は総腓骨神経の倍以上程度の大きさで並んで確認できる．

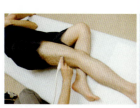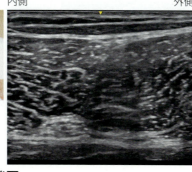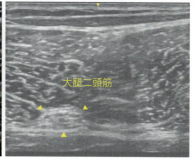

図 12　坐骨神経：膝上後面
矢頭：坐骨神経

伸筋との間を走行するので，下腿前外側からアプローチをすると筋肉の間の溝に存在する細い神経として観察できる．
- 総腓骨神経を腓骨頭から中枢側に向かって短軸像で観察すると，一般的には楕円形の神経が円形に変化して面積も小さくなるのを確認できる．
- 膝窩ではやや外側から正中へ向かって走行し（図 11），膝上で脛骨神経と合流して坐骨神経になる様子が観察できる．
- 坐骨神経は深部にあるため，プローブ固定における圧迫を強めて，プローブ周波数帯を下げて観察するとよい（図 12）．坐骨神経は神経上膜に囲まれた内部に，総腓骨神経と脛骨神経のコンポーネントに分かれてみえることがある．

5）脛骨神経　▶動画 2-4)

- 脛骨神経は，膝窩でほぼ正中の膝窩動静脈の表層を走行している（図 11）．手技に慣れれば同定は簡単であるが，慣れないうちは総腓骨神経を同定したのち，脛骨神経と合流する坐骨神経まで中枢側に向かってプローブ走査を行い，末梢側へプローブ走査し脛骨神経を観察するとよい．

総論

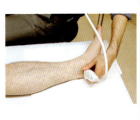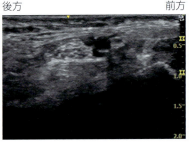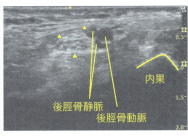

図 13　脛骨神経：足首
矢頭：脛骨神経

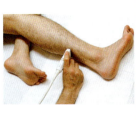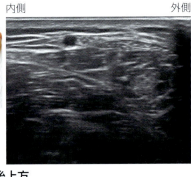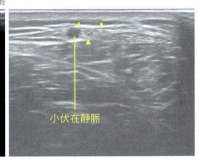

図 14　腓腹神経：外果後上方
矢頭：腓腹神経

- 脛骨神経は膝窩より遠位で腓腹筋，ヒラメ筋の深層を走行し，さらに分枝して細径化するため，きわめて観察が難しい．脛骨神経の推奨される観察部位は，膝窩と内顆後方の足根管部である．
- 脛骨神経は内果後方の屈筋支帯と足根骨からなる足根管内を，通常 1 本の後脛骨動脈と 2 本の後脛骨静脈が並走している（図 13）．そのため，血管を目印にすると同定しやすい．内顆の後下方では，脛骨神経は内外側足底神経と内側踵骨枝の 3 本に分岐していることが確認できる．

6）腓腹神経　▶動画 2-5

- 検査は，側臥位ないし腹臥位で行う．
- 腓腹神経は外顆の後方から腓腸（ふくらはぎ）に向けて腓腹筋の表層を上行し，膝窩において総腓骨神経ないし脛骨神経に合流する部分まで連続的に観察できる．
- 通常は，神経伝導検査の記録ないし刺激電極の位置と同じ外顆から 10～15 cm 近位の位置で計測する．これは，腓腹神経は外顆周囲の遠位部で 2 本に分岐していることがあり，また膝窩に近い中枢側でも再度分岐するなど，さまざまな破格があるためである[28]．
- 外顆後上方 10 cm あたりからアプローチをすると，小伏在静脈と並走する腓腹神経を確認することができる（図 14）．
- 腓腹神経は神経生検を行う神経として知られているが，生検前にエコーをすることによって非侵襲的に神経走行と血管の位置を確認できるため有用であり，推奨する．筆者は神経生検を行う場合に，

7）頸神経根 ▶動画2-6)

　末梢神経エコーの評価において，最も有用である部位の1つが頸神経根である．エコーで評価可能なのは，正確には脊髄神経前肢に由来する頸神経の近位部であるが，便宜的に'根（root）'という表現が用いられている．頸神経根の評価手法としてMRIがあるが，解像度や評価の点においてはエコーが有用であると考えられる．また，誘発電位やF波検査では波形や潜時の延長から末梢神経近位部の異常を推定することはできるが，形態評価はできない．エコーでは観察可能な範囲であれば，形態評価が可能なうえに局在診断も可能である．詳細は他項を参照されたいが，脱髄性ニューロパチーでの神経根肥厚は頸神経根エコーの有用性を示す代表的なものである．

　C5〜Th1の頸神経根は，頸部で融合と分岐を繰り返して腕神経叢を形成する．頸神経根は椎間孔から出たのち，鎖骨下動脈とともに前斜角筋と中斜角筋の間隙（interscalene groove）を通過し，この遠位近傍で上・中・下神経幹を構成する．その遠位で鎖骨と第1肋骨の間（肋鎖間隙：costoclavicular gap）を通過しながら，神経幹から内側・外側・後側神経束に再構成される．さらに遠位で神経束は小胸筋の肩甲骨烏口突起停止部の後方を走行・通過し，上肢の各神経に分岐する．このinterscalene groove，costoclavicular gapおよび小胸筋後方の3ヵ所は筋・骨格で構成される狭い間隙であり圧迫を受けやすいが，エコーにおける各構造の同定にも有用である[29]．

- 頸神経根エコーは仰臥位ないし座位で検査を行う．猪首の場合は肩が下がるので座位のほうがよいこともあるが，座位での検査はプローブの固定と走査が，臥位に比べてやや難しい印象がある．
- 検査は，まず甲状軟骨の高さにプローブを水平断に置いてアプローチをする．次いで，そのまま外側にプローブを動かす（図15 a）と甲状腺と総頸動脈を確認でき，さらにその外側に頸神経根の短軸像が確認できる（図16 C5）．頸神経根はプローブを上から下に動かすと，筋肉の走行とは異なって深層から表層に浮き上がってくる低エコー輝度の構造として確認できる．
- まずは頸神経根がどのあたりにあるかを確認し，その後に高位の同定を行うと検査をスムーズに進行することができる．
- 高位の同定法はいくつかある．椎骨動脈が横突孔に入るのがC6椎体であることから，最初にC6神経根を同定する方法があるが，C6椎体以外にも椎骨動脈が横突孔に入る破格が存在するため，この方法は不確実である．また，長軸像やカラードプラで確認する必要もあるため，時間もかかる．椎骨横突起の形状は高位ごとに特徴があるため，これを高位判定に用いることが有用である．
- プローブを頭側から鎖骨上窩に向かって走査すると，通常は最初に確認できるのがC5神経根である．C4神経根は個人差があるものの，非常に小さくて同定は容易ではない．第5頸椎横突起は第6頸椎よりも小さい前結節と後結節を有しており，短軸像では前後の結節間にあるU字型の脊髄神経溝からC5神経根を最初に確認することができる（図16 C5）．

総論

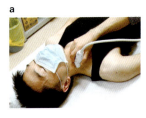

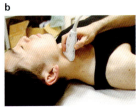

図15 頸神経根エコー（右）

a：甲状軟骨の高さで水平断にプローブを置き，外側方へ走査する．
b：頸神経根，特にC8がみえにくい場合には前方から軽く圧迫する．

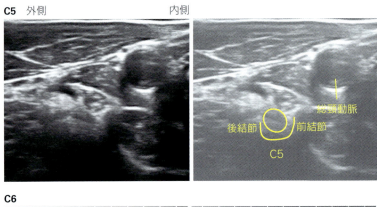

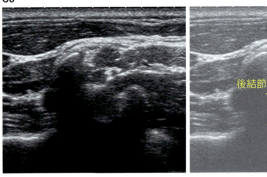

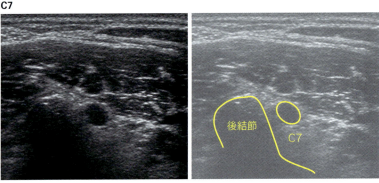

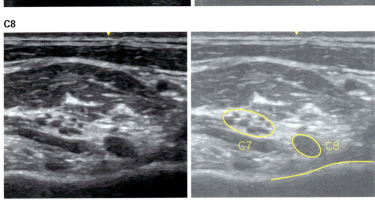

図16 頸神経根のみえ方の違い

C5：小さい前，後結節間のU字型の神経溝からC5が出る．
C6：前結節は大きく，V字型の神経溝からC6が出る．
C7：前結節を欠き，大きい後結節の前にC7が確認できる．
C8：前後結節がないため，平らな椎体の表層にC8を確認できる．

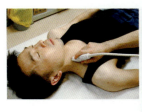
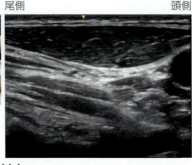
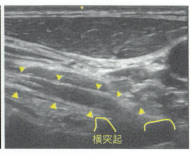

尾側　　　　　頭側

横突起

図 17　頸神経根長軸像（右）
C6 頸神経根長軸像．横突起（黄線）の間から C6 が出て，変曲点を越えて末梢へと直線的に走行している．
矢頭：C6 神経根

- 一方，第 6 頸椎横突起の前結節は通常最も大きく，前後の結節間にある脊髄神経溝は V 字型にみえることが多い[30]（図 16 C6）．この U ないし V 字型の脊髄神経溝の形状差をもって C5 神経根と C6 神経根を鑑別する方法もあるが，これも個人差があり，不確実である．第 7 頸椎横突起は前結節を欠き，大きな後結節を有するため（図 16 C7），握りこぶしの親指を立てたような特徴的な形状（thumb sign）を認める．
- この C6 椎体結節と C7 椎体結節の形状差は非常にわかりやすく，ともに神経根の大きさも大きいことから同定しやすいので，C6 神経根と C7 神経根の鑑別が最も確実で簡便である．
- C8 神経根は第 7 頸椎と第 1 胸椎の間から出るため，エコーでみると前結節も後結節もない骨から出てくる様子が確認できる（図 16 C8）．
- 近くを走行する椎骨動脈を誤って C8 と認識してしまうこともあるため，慣れないうちはカラードプラでの確認を推奨する．
- Th1 はやせ型で，なで肩の体型の場合に確認できることはあるが，鎖骨下動脈や第一肋骨の影響もあり，断面積も小さいために確認できないことが多い．
- 長軸像の観察は，頸神経根の高位を同定した後，プローブをゆっくりと 90°回転させると，椎体から出る頸神経根を確認できる（図 17）．
- diameter の計測は，椎体を出て変曲点を越えて神経幹が直線になった部分を測るのが一般的である．しかし，頸神経根は短軸像でみると形が楕円や不整形であることがほとんどで，長軸像にした場合にはエコービームの方向によって diameter が変化してしまうため，健常者であっても左右比較の値がずれてしまうことも多く，評価項目として用いるには注意が必要である．
- interscalene groove では前方に前斜角筋，後方に中斜角筋に挟まれた間に C5～C8 神経根が浅層から深層に並んで描出され，やや遠位で C5 と C6 は上神経幹を形成するのを観察することができる．C8 の同定は通常，この位置になるが，頸部側方からのアプローチでは神経根が縦に並んでしまい，上位の神経根の影響を受けてエコーが減衰してしまうために，深層にある C8 神経根がみえにくくなってしまう．その場合，頸部前方よりプローブを軽く圧迫するようにアプローチをすることで（図 15b），C5～C8 の神経根が重なることなく描出され，C8 神経根も浅層に描出されるために同定しや

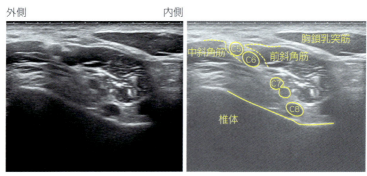

図18　頸神経根：interscalene groove

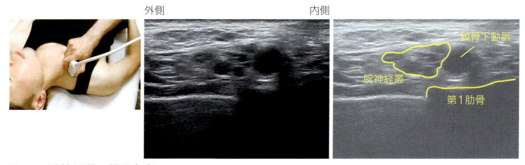

図19　腕神経叢：鎖骨上窩

すくなる（図18）．
- 傍鎖骨部では，鎖骨による音響陰影のために腕神経叢の観察範囲が限局される．腕神経叢は鎖骨上窩では，第1肋骨の表層を鎖骨下動脈に並走して乗り越える集塊（cluster）として認められる．この部位で描出される腕神経叢は神経幹から神経束レベルであるが，clusterを分離して確認することは困難である（図19）．
- 鎖骨下窩では腕神経叢は不鮮明となり，一般的に描出が難しくなる．小胸筋から腋窩レベルでは腋窩動脈を取り囲むように内側・外側・後神経束が描出されるが，やはり実際の描出は難しいことも多い．

　末梢神経エコーについて概説したが，末梢神経エコーに慣れていない初学者のトレーニング法として筆者が勧めるのは，「自分の末梢神経エコーを行うこと」である．解剖学アトラスなどを参考に，繰り返して自分の末梢神経エコーを観察すると，エコーにおいて末梢神経の走行や正常所見がどのようにみえ，どのようにすればうまく描出できるか確認をすることができる．また，よい正常例の指標にもなる．大体の末梢神経は，幸い1人でも検査可能なので，初学者の方はぜひ試してほしい．

［塚本　浩］

総論

3 末梢神経エコーの正常値

　末梢神経は細く長い走行をとる臓器である．通常，中枢は太く，末梢に至れば細くなるという傾向はあるものの，合流ならびに分岐の存在があり，部位によって太さは一様ではない．末梢神経エコーは，適切な機器と条件設定を行えば，細い部分では直径1mm以下の神経の可視化も可能であり，末梢神経エコーによる大きさの評価に際しては，測定誤差をできるだけ少なくする工夫が必要である．加えて，成長発達段階や体格によって，神経の大きさは異なることも事実である．超音波での末梢神経の評価に際しては，測定機器の性能や，使用プローブの周波数によっても測定精度の差が生じる．よって，測定部位ならびに体格の要素を考慮した正常値を用いた評価が必要になる．これまでの報告の多くで，末梢神経超音波による神経の大きさの評価は神経断面積（cross-sectional area：CSA）で評価されているものの，測定部位は報告によってまちまちであり，正常コントロールとされている数値も，ある一定の傾向はあるもののある程度の幅がある．代表的な報告における部位別の正常値を表1に示す．

　末梢神経のサイズに関連する体格要素についてのこれまでの報告では，身長，体重，BMI，上肢周囲径，性別などがあげられているが，報告によって有意とされる項目が一様ではない．人種差が存在する可能性もあり，現時点では確定的な結論は得られていない．詳細については後述する．

　本邦において日常臨床に使用するためには，日本人における多数例での正常値を算出する必要がある．Sugimotoらは，日本人での上肢末梢神経ならびに頸部神経根の正常値を多数例で検討しており，現時点での評価の指標として有用であるものと思われるため，本書巻頭（p iv）に掲載する[1]．この報告では性別に分けて正常値を記載しているが，男性と女性の体格差が有意に異なり，統計学的な検討では，手首周囲系が有意な関連因子として抽出されている．したがって，本指標を体格の小さい男性や，体格の大きな女性などに対して用いる場合には，注意を要する．また，頸部神経根においては長軸像の直径のみが評価されており，CSAでの評価は記載されていない．上記の問題点を解決するため，神経筋超音波研究会では多施設合同で末梢神経正常値についての研究を行っており，近くその結果を報告できるものと思われる．

a 日本人の正常神経断面積に関する検討と過去の報告

　Sugimotoらは，健康成人60人における両側での正中・尺骨神経および頸部神経根の神経エコーを行い，正常値を構築した[1]．東芝SSA-770Aシステムを用い，7〜14MHzのリニアアレイ型プローブを使用した．被験者は臥位を保ち，CSAの測定はepineuriumに相当する高エコー域のわずかに内側をトレースした．測定部位を表2に記す．性別，利き手，年齢，身長，体重，BMI，手首周囲径の各因子が末梢神経のサイズに影響することが報告されている．これまでの報告を合わせて，それぞれの因子が末梢神

表1 末梢神経エコーの代表的な報告における部位別正常値

正中神経

発表年	著者	国	測定神経	測定部位	測定方法	n	男：女（人）
2016	Bayrak	Turkey	正中神経	radial-ulnar articulation	area	20（individual）	7：13
2016	Bayrak	Turkey	正中神経	hook of hamate	area	20（individual）	7：13
2004	El Miedany	Egypt	正中神経	mean（the carpal tunnel inlet proximally and at the carpal tunnel outlet distally）	area	78（individual）	28：50
2009	Cartwright	USA（North Carolina）	正中神経	distal wrist crease	area	100（limbs）	18：32
2016	Bayrak	Turkey	正中神経	the level of the pisiform	area	20（individual）	7：13
2008	Watanabe	Japan	正中神経	level of carpal tunnel	area（calculated）	40（limbs）	20：0
2009	Zaidman	USA（Missouri）	正中神経	the wrist（distal flexor crease）	area	90（individual）；小児含む	48：42
2000	Nakamichi	Japan	正中神経	wrist crease	area	200（limbs）	0：100
2013	Won	Korea	正中神経	carpal tunnel inlet	area	20（individual）	10：10
2015	Carolus	Germany	正中神経	directly above the rasceta	area	40（limbs）	10：10
2013	Kerasnoudis	Germany	正中神経	carpal tunnel	area	75（individuals）	45：30
2015	Noto	Japan	正中神経	wrist	area	30（individuals）	19：11
2013	Sugimoto	Japan	正中神経	wrist	area	120（limbs）	58：62
2008	Watanabe	Japan	正中神経	distal 5 cm from wrist	area（calculated）	40（limbs）	20：0
2015	Carolus	Germany	正中神経	12 cm proximally of wrist in the forearm region（R12/L12）	area	40（limbs）	10：10
2013	Sugimoto	Japan	正中神経	distal forearm	area	120（limbs）	58：62
2009	Cartwright	USA（North Carolina）	正中神経	mid-forearm	area	100（limbs）	18：32
2009	Zaidman	USA（Missouri）	正中神経	distal forearm（3/4 from the medial epicondyle）	area	90（individual）；小児含む	48：42
2000	Nakamichi	Japan	正中神経	distal one-third level of the forearm	area	200（limbs）	0：100
2013	Won	Korea	正中神経	forearm	area	20（individual）	10：10
2013	Kerasnoudis	Germany	正中神経	forearm	area	75（individuals）	45：30
2013	Sugimoto	Japan	正中神経	proximal forearm	area	120（limbs）	58：62
2009	Cartwright	USA（North Carolina）	正中神経	pronator teres	area	100（limbs）	18：32
2015	Noto	Japan	正中神経	forearm	area	30（individuals）	19：11
2009	Cartwright	USA（North Carolina）	正中神経	antecubital fossa	area	100（limbs）	18：32
2008	Watanabe	Japan	正中神経	elbow joint	area（calculated）	40（limbs）	20：0
2013	Won	Korea	正中神経	antecubital fossa	area	20（individual）	10：10

3. 末梢神経エコーの正常値

平均値±SD	95%CI	男性平均	女性平均	周波数(MHz)	使用機器
6.7±1.2				10	PowerVision 7000 SSA-380A（Toshiba）
8±1.6				10	PowerVision 7000 SSA-380A（Toshiba）
8.9±0.2				12	Diasonics Gateway Series
9.8±2.4				15	Philips HDI 5000（Philips MS）
7.5±1.2				10	PowerVision 7000 SSA-380A（Toshiba）
		9±1.5		13〜14	EUB-7500（Hitachi Medical Corporation）
3.9〜9.7				5〜12	Philips HD11XE
10.2±2.5				5〜10	Logiq 700MR（GE Medical Systems）
8.33±1.52/ 8.29±1.22				5〜12	HD15 Ultrasound System（Philips）
7.6±1.5/ 7.56±1.8				14	Toshiba Aplio 500
8.43±2.07		8.83±1.52	8.66±1.68	18	Aplio XG ultrasound system（Toshiba Medicals）
14.1±2.6				12	GE Logic P5 System（GE Healthcare Japan）
8.5±1.7		8.7±1.6	8.3±1.8	7〜14	SSA-770A imaging system（Toshiba）
		7.4±1.4		13〜14	EUB-7500（Hitachi Medical Corporation）
4.2±1.4/ 4.9±1.12				14	Toshiba Aplio 500
6.0±1.3		6.6±1.3	5.4±1.0	7〜14	SSA-770A imaging system（Toshiba）
7.5±1.6				15	Philips HDI 5000（Philips MS）
3.8〜7.9				5〜12	Philips HD11XE
5.3±1.0				5〜10	Logiq 700MR（GE Medical Systems）
6.53±1.05/ 6.43±1.00				5〜12	HD15 Ultrasound System（Philips）
6.6±1.6		6.41±1.62	6.72±1.67	18	Aplio XG ultrasound system（Toshiba Medicals）
5.6±1.1		5.8±1.2	5.5±1.0	7〜14	SSA-770A imaging system（Toshiba）
7.6±1.7				15	Philips HDI 5000（Philips MS）
8.7±1.3				12	GE Logic P5 System（GE Healthcare Japan）
8.6±2.3				15	Philips HDI 5000（Philips MS）
		7.5±1.8		13〜14	EUB-7500（Hitachi Medical Corporation）
8.12±1.58/ 8.14±1.31				5〜12	HD15 Ultrasound System（Philips）

表1 末梢神経エコーの代表的な報告における部位別正常値（つづき）

正中神経

発表年	著者	国	測定神経	測定部位	測定方法	n	男：女（人）
2013	Sugimoto	Japan	正中神経	elbow	area	120（limbs）	58：62
2009	Cartwright	USA（North Carolina）	正中神経	mid-humerus	area	100（limbs）	18：32
2009	Zaidman	USA（Missouri）	正中神経	the mid-humerus	area	90（individual）；小児含む	48：42
2013	Won	Korea	正中神経	mid-humerus	area	20（individual）	10：10
2015	Noto	Japan	正中神経	upper arm	area	30（individuals）	19：11
2013	Sugimoto	Japan	正中神経	arm	area	120（limbs）	58：62
2009	Cartwright	USA（North Carolina）	正中神経	axilla	area	100（limbs）	18：32
2013	Kerasnoudis	Germany	正中神経	axilla	area	75（individuals）	45：30
2015	Elsaman	Egypt	正中神経		area	40（limbs）	3：17

尺骨神経

発表年	著者	国	測定神経	測定部位	測定方法	n	男：女（人）
2007	Cartwright	USA（North Carolina）	尺骨神経	wrist crease	area	60（limbs）	11：19
2013	Won	Korea	尺骨神経	wrist	area	20（individual）	10：10
2013	Kerasnoudis	Germany	尺骨神経	Guyon	area	75（individuals）	45：30
2013	Sugimoto	Japan	尺骨神経	Guyon	area	120（limbs）	58：62
2013	Won	Korea	尺骨神経	2 cm proximal to the wrist	area	20（individual）	10：10
2009	Zaidman	USA（Missouri）	尺骨神経	distal forearm（3/4 from the medial epicondyle）	area	90（individual）；小児含む	48：42
2013	Sugimoto	Japan	尺骨神経	distal forearm	area	120（limbs）	58：62
2013	Kerasnoudis	Germany	尺骨神経	forearm	area	75（individuals）	45：30
2013	Won	Korea	尺骨神経	forearm	area	20（individual）	10：10
2013	Sugimoto	Japan	尺骨神経	proximal forearm	area	120（limbs）	58：62
2007	Cartwright	USA（North Carolina）	尺骨神経	arterial split	area	60（limbs）	11：19
2007	Cartwright	USA（North Carolina）	尺骨神経	2 cm distal from ME	area	60（limbs）	11：19
2013	Won	Korea	尺骨神経	cubital tunnel outlet	area	20（individual）	10：10
2008	Thoirs	Australia	尺骨神経	elbow（ME level）	area	108（limbs）	33：75
2008	Ozturk	Turkey	尺骨神経	elbow（ME level）	area	212（limbs）	60：46
2007	Cartwright	USA（North Carolina）	尺骨神経	epicondyle	area	60（limbs）	11：19
2009	Zaidman	USA（Missouri）	尺骨神経	elbow（ulnar groove）	area	90（individual）；小児含む	48：42

3. 末梢神経エコーの正常値

平均値±SD	95%CI	男性平均	女性平均	周波数（MHz）	使用機器
9.1±2.2		10.2±2.1	8.0±1.7	7〜14	SSA-770A imaging system（Toshiba）
8.9±2.1				15	Philips HDI 5000（Philips MS）
4.3〜8.9				5〜12	Philips HD11XE
9.44±1.40/9.30±1.17				5〜12	HD15 Ultrasound System（Philips）
16.5±2.7				12	GE Logic P5 System（GE Healthcare Japan）
8.2±1.7		9.0±1.7	7.4±1.4	7〜14	SSA-770A imaging system（Toshiba）
7.9±1.9				15	Philips HDI 5000（Philips MS）
8.4±2.87		7.75±3.38	8.83±2.57	18	Aplio XG ultrasound system（Toshiba Medicals）
1.02±0.13				7〜12	Logiq E（GE Healthcare Japan）

平均値±SD	95%CI	男性平均	女性平均	周波数（MHz）	使用機器
5.9±1.1		6.4±1.2	5.6±0.8	15	Philips HDI 5000（Philips MS）
4.28±0.78/4.27±0.73				5〜12	HD15 Ultrasound System（Philips）
5.16±1.03		4.83±1.19	5.38±0.91	18	Aplio XG ultrasound system（Toshiba Medicals）
4.1±1.0		4.5±0.9	3.8±0.9	7〜14	SSA-770A imaging system（Toshiba）
4.90±0.97/4.95±0.86				5〜12	HD15 Ultrasound System（Philips）
2.3〜5.5				5〜12	Philips HD11XE
4.7±1.0		5.0±0.9	4.4±1.0	7〜14	SSA-770A imaging system（Toshiba）
5.46±1.26		5.58±1.24	5.32±1.33	18	Aplio XG ultrasound system（Toshiba Medicals）
6.30±1.01/6.38±1.17				5〜12	HD15 Ultrasound System（Philips）
4.6±0.8		4.6±0.8	4.6±0.9	7〜14	SSA-770A imaging system（Toshiba）
6.3±1.0		6.5±1.2	6.1±0.7	15	Philips HDI 5000（Philips MS）
6.4±1.1		6.9±1.4	6.1±0.8	15	Philips HDI 5000（Philips MS）
7.49±1.42/7.66±1.32				5〜12	HD15 Ultrasound System（Philips）
8.2±3.2	7〜9			5〜13	Sonoline Antares（Siemens）
6.6±1.7		6.7±1.8	6.5±1.7	5〜13	Logiq 9（GE Healthcare）
6.5±0.9		7.2±1.3	6.2±0.8	15	Philips HDI 5000（Philips MS）
2.4〜7.3				5〜12	Philips HD11XE

表1 末梢神経エコーの代表的な報告における部位別正常値（つづき）

尺骨神経

発表年	著者	国	測定神経	測定部位	測定方法	n	男：女（人）
2013	Scheidl	Hungary	尺骨神経	elbow	area	87（limbs）	未記載
2013	Kerasnoudis	Germany	尺骨神経	elbow	area	75（individuals）	45：30
2013	Sugimoto	Japan	尺骨神経	elbow	area	120（limbs）	58：62
2007	Cartwright	USA（North Carolina）	尺骨神経	2 cm proximal from ME	area	60（limbs）	11：19
2013	Won	Korea	尺骨神経	cubital tunnel inlet	area	20（individual）	10：10
2007	Cartwright	USA（North Carolina）	尺骨神経	mid-humerus	area	60（limbs）	11：19
2009	Zaidman	USA（Missouri）	尺骨神経	the mid-humerus	area	90（individual）；小児含む	48：42
2013	Won	Korea	尺骨神経	mid-humerus	area	20（individual）	10：10
2013	Sugimoto	Japan	尺骨神経	arm	area	120（limbs）	58：62
2007	Cartwright	USA（North Carolina）	尺骨神経	axilla	area	60（limbs）	11：19
2013	Kerasnoudis	Germany	尺骨神経	axilla	area	75（individuals）	45：30

橈骨神経

発表年	著者	国	測定神経	測定部位	測定方法	n	男：女（人）
2013	Won	Korea	橈骨神経	antecubital fossa	area	20（individual）	10：10
2008	Cartwright	USA	橈骨神経	antecubital fossa	area	60（individual）	22：38
2013	Won	Korea	橈骨神経	spiral groove	area	20（individual）	10：10
2008	Cartwright	USA	橈骨神経	spiral groove	area	60（individual）	22：38
2007	Foxall	UK	橈骨神経	spiral groove	area	100（limbs）	50：50
2013	Kerasnoudis	Germany	橈骨神経	spiral groove	area	75（individuals）	45：30
2015	Gonzalez-Suarez	Philippines	橈骨神経	posterior interosseous nerve at the level of the radial head	diamater	99（individual）	22：77
2015	Gonzalez-Suarez	Philippines	橈骨神経	posterior interosseous nerve at the level of the supinator	diamater	99（individual）	22：77
2015	Gonzalez-Suarez	Philippines	橈骨神経	superficial RN in the proximal forearm	diamater	99（individual）	22：77
2007	Foxall	UK	橈骨神経	intermuscular septum	area	100（limbs）	50：50
2002	Bodner	Australia	橈骨神経	deep branch of the radial nerve	diamater	10（individual）	未記載

3. 末梢神経エコーの正常値

平均値±SD	95%CI	男性平均	女性平均	周波数(MHz)	使用機器
7.6±1.7				15	Philips HD11XE
5.33±1.4		5.13±0.6	5.55±1.75	18	Aplio XG ultrasound system（Toshiba Medicals）
6.7±1.9		7.0±2.1	6.4±1.6	7〜14	SSA-770A imaging system（Toshiba）
6.7±1.1		7.2±1.1	6.4±1.3	15	Philips HDI 5000（Philips MS）
7.21±1.35/ 7.20±1.23				5〜12	HD15 Ultrasound System（Philips）
6.1±0.9		6.8±1.3	5.9±0.7	15	Philips HDI 5000（Philips MS）
2.8〜6.2				5〜12	Philips HD11XE
5.85±1.05/ 5.80±0.91				5〜12	HD15 Ultrasound System（Philips）
4.8±1.0		5.1±1.1	4.5±0.7	7〜14	SSA-770A imaging system（Toshiba）
6.2±1.1		6.8±1.7	5.9±0.7	15	Philips HDI 5000（Philips MS）
6.53±1.82		6.2±1.47	6.88±2.02	18	Aplio XG ultrasound system（Toshiba Medicals）

平均値±SD	95%CI	男性平均	女性平均	周波数(MHz)	使用機器
4.53±0.75/ 4.47±0.71				5〜12	HD15 Ultrasound System（Philips）
9.3±2.4				12〜15	HDI 5000（Philips Medical Systems）
4.58±0.85/ 4.65±0.91				5〜12	HD15 Ultrasound System（Philips）
7.9±2.7				12〜15	HDI 5000（Philips Medical Systems）
3.1±0.7				5〜10	SonoSite Micro-Maxx
3.26±1.52		3.33±1.72	3.22±1.47	18	Aplio XG ultrasound system（Toshiba Medicals）
		0.94 (median)	0.85 (median)	〜18	ESaote MyLab 40 Family Ultrasound Machine（ESaote Asia Pacific Diagnostic Private Limited）
		0.88 (median)	0.80 (median)	〜18	ESaote MyLab 40 Family Ultrasound Machine（ESaote Asia Pacific Diagnostic Private Limited）
		0.58 (median)	0.51 (median)	〜18	ESaote MyLab 40 Family Ultrasound Machine（ESaote Asia Pacific Diagnostic Private Limited）
2.9±0.7				5〜10	SonoSite Micro-Maxx（Hitchen）UK
2.13					HDI 5000（Philips Medical Systems）

表1 末梢神経エコーの代表的な報告における部位別正常値（つづき）

腓骨神経

発表年	著者	国	測定神経	測定部位	測定方法	n	男：女（人）
2013	Hobson-Webb	USA（North Carolina）	腓骨神経	ankle	area	25（individual）	9：16
2013	Hobson-Webb	USA（North Carolina）	腓骨神経	fibular head	area	25（individual）	9：16
2008	Cartwright	USA	腓骨神経	fibular head	area	60（individual）	22：38
2013	Kerasnoudis	Germany	腓骨神経	fibular head	area	75（individuals）	45：30
2013	Kerasnoudis	Germany	腓骨神経	popliteal fossa	area	75（individuals）	45：30
2013	Hobson-Webb	USA（North Carolina）	腓骨神経	popliteal fossa	area	25（individual）	9：16
2008	Cartwright	USA	腓骨神経	popliteal fossa	area	60（individual）	22：38

脛骨神経

発表年	著者	国	測定神経	測定部位	測定方法	n	男：女（人）
2008	Cartwright	USA	脛骨神経	popliteal fossa	area	60（individual）	22：38
2013	Kerasnoudis	Germany	脛骨神経	popliteal fossa	area	75（individuals）	45：30
2008	Cartwright	USA	脛骨神経	proximal calf	area	60（individual）	22：38
2008	Cartwright	USA	脛骨神経	ankle	area	60（individual）	22：38
2013	Kerasnoudis	Germany	脛骨神経	ankle	area	75（individuals）	45：30

腓腹神経

発表年	著者	国	測定神経	測定部位	測定方法	n	男：女（人）
2013	Hobson-Webb	USA（North Carolina）	腓腹神経	ankle	area	25（individual）	9：16
2015	Noto	Japan	腓腹神経	10 cm proximal to the lateral malleolus	area	29（individuals）	未記載
2008	Cartwright	USA	腓腹神経	distal calf	area	60（individual）	22：38
2013	Hobson-Webb	USA（North Carolina）	腓腹神経	calf	area	25（individual）	9：16
2013	Kerasnoudis	Germany	腓腹神経	between gastracunemius muscles	area	75（individuals）	45：30

頸神経根

発表年	著者	国	測定神経	測定部位	測定方法	n	男：女（人）
2016	Mori	Japan	頸神経根	C5	diameter	37（individuals）	13：24
2013	Sugimoto	Japan	頸神経根	C5	diameter	120（limbs）	58：62
2016	Mori	Japan	頸神経根	C6	diameter	37（individuals）	13：24
2015	Noto	Japan	頸神経根	C6	area	22（individuals）	未記載
2015	Noto	Japan	頸神経根	C6	diameter	25（individuals）	未記載
2013	Sugimoto	Japan	頸神経根	C6	diameter	120（limbs）	58：62
2016	Mori	Japan	頸神経根	C7	diameter	37（individuals）	13：24
2013	Sugimoto	Japan	頸神経根	C7	diameter	120（limbs）	58：62

3. 末梢神経エコーの正常値

平均値±SD	95%CI	男性平均	女性平均	周波数(MHz)	使用機器
5.7±1				6〜18	Biosound Esaote MyLab 70
13.8±4				6〜18	Biosound Esaote MyLab 70
11.2±3.3				12〜15	HDI 5000（Philips Medical Systems）
7.1±2.3		7.25±1.42	7.1±2.82	18	Aplio XG ultrasound system（Toshiba Medicals）
8.6±1.77		9.1±1.2	8.16±2.06	12	Aplio XG ultrasound system（Toshiba Medicals）
15.7±5.5				6〜18	Biosound Esaote MyLab 70
11.7±4.6				12〜15	HDI 5000（Philips Medical Systems）

平均値±SD	95%CI	男性平均	女性平均	周波数(MHz)	使用機器
35.3±10.3				12〜15	HDI 5000（Philips Medical Systems）
8.43±2.68		8.25±2.73	8.55±2.79	12	Aplio XG ultrasound system（Toshiba Medicals）
25.3±7.3				12〜15	HDI 5000（Philips Medical Systems）
13.7±4.3				12〜15	HDI 5000（Philips Medical Systems）
6.36±1.45		6.33±1.61	6.38±1.41	18	Aplio XG ultrasound system（Toshiba Medicals）

平均値±SD	95%CI	男性平均	女性平均	周波数(MHz)	使用機器
5.2±1				6〜18	Biosound Esaote MyLab 70
5.8±1.5				12	GE Logiq P5 System（GE Healthcare Japan）
5.3±1.8				12〜15	HDI 5000（Philips Medical Systems）
5.3±1				6〜18	Biosound Esaote MyLab 70
1.82±0.64		2.08±0.66	1.66±0.59	18	Aplio XG ultrasound system（Toshiba Medicals）

平均値±SD	95%CI	男性平均	女性平均	周波数(MHz)	使用機器
2.41±0.4				11	LOGIQ 7（GE）
2.14±0.30		2.19±0.28	2.93±2.10	7〜14	SSA-770A imaging system（Toshiba）
3.16±0.4				11	LOGIQ 7（GE）
13.0±3.1				12	GE Logic P5 System（GE Healthcare Japan）
3.6±0.5				12	GE Logic P5 System（GE Healthcare Japan）
2.99±0.45		3.03±0.48	2.95±0.42	7〜14	SSA-770A imaging system（Toshiba）
3.77±0.5				11	LOGIQ 7（GE）
3.39±0.48		3.42±0.49	3.36±0.47	7〜14	SSA-770A imaging system（Toshiba）

表1 末梢神経エコーの代表的な報告における部位別正常値（つづき）

筋皮神経

発表年	著者	国	測定神経	測定部位	測定方法	n	男：女（人）
2013	Won	Korea	筋皮神経	proximal humerus	area	20（individual）	10：10
2008	Cartwright	USA	筋皮神経	upper arm	area	60（individual）	22：38

そのほか

発表年	著者	国	測定神経	測定部位	測定方法	n	男：女（人）
2008	Cartwright	USA	迷走神経	carotid bifurcation	area	60（individual）	22：38
2008	Cartwright	USA	腕神経叢	trunk	area	60（individual）	22：38
2013	Kerasnoudis	Germany	腕神経叢	supracravicular space	area	75（individuals）	45：30
2013	Kerasnoudis	Germany	腕神経叢	interscalene space	area	75（individuals）	45：30
2008	Cartwright	USA	座骨神経	distal thigh	area	60（individual）	22：38
2015	Noto	Japan	great auricular nerve	the midpoint between the top of the sternum and mandibular angle	area	25（individuals）	未記載

表2 正常値の測定を行った神経と部位

正中神経	尺骨神経	頸部神経根
手首正中部	Guyon 管部	C5，C6，C7
前腕遠位部	前腕遠位部	
前腕中央部	前腕近位部	
肘部	肘部	
上腕中央部	上腕中央部	

（文献1より引用）

経 CSA に及ぼす影響を述べる．

1）性別

複数の報告[2,3]で性別ごとに分けて正常値を記載したり，統計学的に有意な性差が存在すると報告されている．Sugimoto らの検討[1]では，性別と手首周囲径との強い関連が示唆されており，性別による差は体格の差によるものである可能性もあり得るとされている．

2）利き手

Sugimoto らの報告[1]では，末梢神経には有意な差は認めず，頸部神経根の一部（C6/C7）にて利き手側で有意に大きいとされているが，精度の問題である可能性も否定できないと考察されており，将来の報告が待たれる．

3）年齢

40歳以上では，年齢が上がるにつれて正中神経手根部で CSA が増加することが報告されている[1〜3]．

平均値±SD	95%CI	男性平均	女性平均	周波数（MHz）	使用機器
4.63±0.92/ 4.72±1.09				5〜12	HD15 Ultrasound System（Philips）
6.9±2.5				12〜15	HDI 5000（Philips Medical Systems）

平均値±SD	95%CI	男性平均	女性平均	周波数（MHz）	使用機器
5.0±2.0				12〜15	HDI 5000（Philips Medical Systems）
6.3±2.4				12〜15	HDI 5000（Philips Medical Systems）
46.13±18.27		43.5±15.08	47.88±20.83	18	Aplio XG ultrasound system（Toshiba Medicals）
30.93±10.82		32.75±10.62	29.72±11.39	18	Aplio XG ultrasound system（Toshiba Medicals）
52.6±14.0				12〜15	HDI 5000（Philips Medical Systems）
1.7±0.6				12	GE Logic P5 System（GE Healthcare Japan）

その原因は不明であるが，手根管症候群で神経腫大が起こる部位と合致していることから，手指の反復運動による無症候性の機械的ストレスが関与する可能性が考えられる．

4）体重

Sugimoto ら[1]の多変量解析では，尺骨神経の肘部 CSA において軽度の体重依存性が認められたものの，その影響はわずかであったため，健常者においては体重の影響は大きくないと考えられる．

5）身長

身長が CSA と相関するかについては報告が分かれる．Sugimoto らの報告[1]では，正中神経において身長と CSA が逆相関を示した．しかし Zaidman らは，正中神経と尺骨神経の非圧迫部において身長と CSA は正の相関を示したと報告している[4]．現時点では CSA の解釈に対し，身長を考慮に入れる強いエビデンスは存在しないが，多人数の研究により身長の関与が明らかになるかもしれない．

6）body mass index（BMI）

BMI と CSA の関係は単純ではない．Sugimoto らの報告[1]では，正中神経手根部ならびに C6 を中心とした頸部神経根で CSA と BMI が正の相関を示した．しかしながら正中神経手根部においては，BMI が大である高度肥満者と BMI 正常者では CSA の著明な差はなかったことから，BMI が 20 kg/m^{2}以下のやせ型体形の者に関しては CSA がやや小さめになることが重要かと思われる．非圧迫部位では BMI と CSA に相関は乏しい．

7）手首周囲径

Claesらの報告[3]では，手首周囲径と正中神経の手根部CSAは正の相関を示した．Sugimotoらの報告[1]では，正中神経の手根部CSAとの関連は指摘されなかったが，そのほかの非圧迫部を含めた多くの末梢神経の測定部位で，CSAと手首周囲径との正相関を認めた．しかしながら，頸部神経根との関連は認めなかった．

b そのほかの指標

手根管症候群においては正中神経の手根部での神経腫大を検出するため，局所CSAの増加のみならず，他部位との比をとることが多く行われてきた．Hobson-Webbらは，正中神経手根部と前腕部におけるCSAの比を測定したところ，健常者では1.0±0.1であり，ほぼ同一のCSAだったが，手根管症候群の患者では2.1±0.5であり，比が1.4以上では感度100％だった[5]．

肘部管症候群に関しても同様の試みがなされている．肘部管症候群では肘部での尺骨神経腫大が特徴的であり，CSAが増大する．また，尺骨神経の非圧迫部位である前腕中間部と肘部での最大CSAとの比を求めたところ，健常者では1.2±0.2であったが，臨床的に肘部管症候群を認める患者では2.2±1.1と有意に増加していた[6]．

c 小児での末梢神経正常値

本項で述べた末梢神経超音波検査による正常値は，成人に対する検討がほとんどである．超音波検査は無痛かつベッドサイドで施行が可能なことから，神経超音波検査は小児患者においてもきわめて有用な検査である．身体の成長に応じて末梢神経CSAが増大することが予想できるが，さまざまな年齢層を対象とした正常値の検討はなされていない．スイスとドイツを中心として，小児における末梢神経超音波検査の正常値を多施設共同研究で検討する試みがなされている[7]．

d 末梢神経超音波所見の再現性・検者間信頼性

「超音波検査はMRIやCTと比べて主観的であり，再現性に乏しい」という批判を聞くことがある．末梢神経の超音波検査を行うとき，検査所見の再現性や検者間信頼性の知識は重要である．Boehmらは，上下肢と頸部神経根で計14ヵ所のCSA計測を行い，検者内信頼性，検者間信頼性，機器間信頼性を56名の健常者において検討した．それぞれの相関係数は0.93，0.98，0.86と，いずれも高値を示したことから，末梢神経超音波検査は信頼度の高い検査であることが示された[8]．日常診療において重要なことは，施設内にて検査プロトコルを確立し，再現性を高めるよう検者間での合意を得ることである．

［越智一秀・野寺裕之］

総論

4 筋エコーの基礎と正常所見

a 筋の構造

　筋はその構造や働きの違いによって，平滑筋，心筋，骨格筋の3つに分けられる．平滑筋は内臓筋ともいわれ，自分の意志で動かすことのできない不随意筋である．消化器や泌尿器の壁となっている筋で，胃腸を動かしたり，尿を運ぶ働きをする．血管壁も平滑筋である．心筋は心臓の四腔の壁を作っている筋で，平滑筋と同じく自律神経の支配を受けている不随意筋である．

　本項で解説する筋は横紋筋で構成されている骨格筋である．骨格筋は平滑筋，心筋のように自律神経の支配下ではなく，中枢神経の支配下にあり，自分の意思で自由に動かすことのできる随意筋である．骨格筋は，関節など骨格の可動する筋で両端が腱を介して骨とつながった形で配置される．筋が収縮すると曲がるものを屈筋，伸ばすものを伸筋という．そのほか，回転，索引，括約筋などに分類される．随意筋であるが，姿勢制御や反射では不随意に動く．体重比で成人男性の42%，女性で36%を占める．運動神経に支配され，全身に広がって運動を行う．筋線維は直径10〜100μmで，長さと幅がある．骨格筋を構成しているのは多数の筋線維（筋細胞）で，細胞質には数百〜数千の収縮性のある筋原線維がぎっしりと詰まっており，長軸に沿って並んでいる．筋原線維は多くの線維（フィラメント）によって構成されている．暗くみえる部分が暗帯（A帯），明るくみえる部分が明帯（I帯）があり，縞模様形成している．これらは2種類のフィラメントはどちらもタンパク質でできていて，アクチンフィラメント，ミオシンでできているのをミオシンフィラメントという．

　また，アクチンフィラメントの隙間にH帯という部分があり，筋収縮が起きるとアクチンフィラメントの両側から滑り込んでH帯が消えて，筋全体が伸びたり縮んだりしているようにみえながらも，実際にはそれぞれの筋原線維の長さは変わらない．筋線維がたくさん集まって1つの筋束を形成し，周膜で覆われている（図1）．

　そして，筋束がたくさん集まって間に栄養血管を含み，1つの筋組織を形成する．筋は，何層にもよる筋膜（筋外膜，筋周膜，筋内膜）で筋線維が覆われている．便宜上，筋膜と呼んでいるのは，正確には筋を包む膜とは限らず，骨や内臓を包む膜も総称して筋膜と呼ばれている．また，皮下で身体を取り巻く浅筋膜は皮下組織とも呼ばれ，結合組織と脂肪組織で構成され，筋外膜とは区別されている．筋外膜は筋線維を束ねて腱に移行し，骨に合成され骨膜になり，さらにまた違う筋肉に移行していく．筋膜は，三次元のクモの巣状のネットワークとして全身を覆い支えている．筋線維の配列は力を出す方向によって，いろいろな種類がある．例えば，羽状筋には羽状，半羽状，多羽状があり，それに対し平行筋があり，紡錘筋ともいわれる．羽状筋は，筋中央に向かって筋線維が斜めに集まる鳥の羽根のような形状をしている．例えば，大腿直筋（羽状筋），三角筋（多羽状筋），外側広筋（半羽状筋）などがある．

47

総論

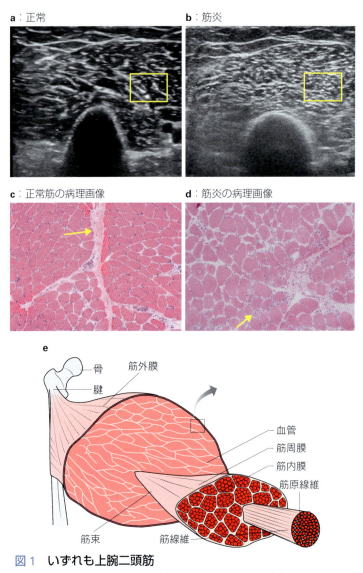

図1　いずれも上腕二頭筋
a, b：筋の厚みは同じであるが（萎縮はない），輝度は全体的に上昇している．
c：矢印は周膜
d：筋線維の大小不同．矢印は白血球の浸潤を認める．

筋線維は比較的短いが斜めに収縮するため，筋力は強くなる．また，筋肉トレーニングによって肥大しやすい．一方，平行筋は，例えば上腕二頭筋や僧帽筋などがあり，筋線維が長く，より大きな距離にわたって収縮が可能である．

b　正常筋の超音波画像

　筋エコーとは，超音波診断装置を用いてプローブからパルス波を送信し，反射して戻ってくる超音波を受診することで，組織の断層画像を観察することができる．主にBモードで観察するが，筋の不随意

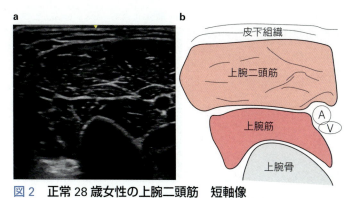

図2　正常28歳女性の上腕二頭筋　短軸像
皮膚直下に皮下脂肪層があり，その下に上腕二頭筋が観察できる．
上腕骨の間に上腕筋の一部がみえる．筋内にみえる線状構造物は周膜で，
筋の間にはっきりみえる線状構造物は筋外膜である．

　運動など動きを捉えるときはMモードが便利である．CTやMRIと比べると，非侵襲的かつ短時間で広範囲を観察することが可能である．また，ベッドサイドでも行うことができ，簡便に検査ができるという利点がある．

　筋線維の輝度は低輝度で描出される．筋膜（外膜，周膜など）は高輝度の線維状にみえる．筋を観察するにあたって，同時に描出される骨，腱，血管，軟骨，神経などの形状にも注意が必要である．基本的に硬いものは高輝度，軟らかいもの，水や血液などは低（無）輝度に描出される．骨は線状の高輝度で，音響陰影を伴う．軟骨は低輝度，軟骨下骨は高輝度の線状，腱は高輝度，血管は無エコーに，神経は低輝度で周膜，上膜は高輝度に描出されるため，蜂の巣状にみえる．筋は神経と同じように低輝度であるが，周膜，上膜が高輝度のため，線維状に描出される．

　例えば，上腕二頭筋で解説すると，画面の一番上の部分が皮下脂肪，次に線状高輝度にみえるのが筋外膜，内部に線状の筋周膜を含み全体は低輝度にみえる部分が上腕二頭筋で，次にまた線状高輝度の筋外膜があり，その下が上腕筋である．最後の弧を描くようにみえる高輝度の線状構造物が，上腕骨である（図2）．

c 筋エコーが有用な疾患

　筋エコーが有用な疾患として，炎症性筋疾患，筋ジストロフィー，遠位型ミオパチー，筋強直性ジストロフィー，一部の代謝性ミオパチー，サルコイドミオパチーなどがある（図1，3）．または筋原性疾患だけでなく，脱髄性，あるいは軸索性末梢神経障害などの慢性的な神経原性疾患，筋萎縮性側索硬化症などにも有用である（図4）[1]．筋原性疾患のなかでも特徴的な所見がある．封入体筋炎，サルコイドミオパチー（結節型）などは積極的な診断が可能であるが，そのほかの筋疾患はエコーのみでは鑑別が困難である[2,3]．また，長期の臥床や高齢による運動不足などによっても，筋疾患と同じ所見をみることもある．また，筋エコーは直接的な診断ではなく，確定診断に導く筋生検の部位を決定するツールとしては大変重要である．脂肪変性が少なく，炎症度の強い部位を決定することによって，生検の精度が上

総論

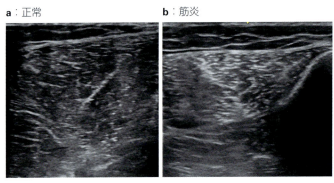

図3　いずれも前脛骨筋
b：筋の厚みは同じであるが（萎縮はない），輝度は全体的に上昇している．

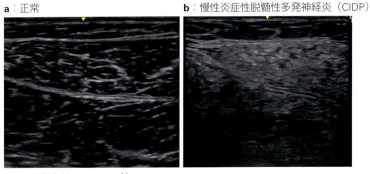

図4　腓腹筋とヒラメ筋
b：正常に比べ輝度の上昇を認めるが，筋炎と違い均一性がなくまだら状である．

がる可能性がある．

d　筋エコー検査法

以下，主に神経筋疾患のための筋エコー検査法を述べる．

1）描出法

　周波数 11 MHz 程度（7.5〜12 MHz）のリニア型プローブを用い，プリセットは一般的には筋超音波という設定はないので，描出しやすいように設定してもらうのが望ましいが，頸動脈のプリセットを使用しても問題はない．sensitivity time control（STC），ゲインは同一患者では統一するほうがよい．観察法は，筋線維に対して垂直に当て描出する短軸像と，平行に当てる長軸像がある．筋の同定およびスクリーニングは短軸像で観察し，筋線維の状態や萎縮などを観察する場合は短軸像に加え，長軸像でも観察する．プローブは皮膚表面に対して垂直になるようにアプローチする．斜めにすると輝度は低下するため，注意が必要である[4]（図5）．四肢の観察の場合は，仰臥位で安静を保った状態で行う．後頸部筋に関しては，座位で後ろからアプローチするほうがよい．

4. 筋エコーの基礎と正常所見

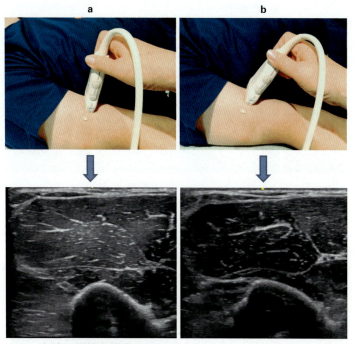

図5 上腕二頭筋を描出している
a：プローブを皮膚に対し垂直に保っている．
b：やや斜め（60°程度）にしている．
プローブを斜めに倒すと，実際の輝度より低くなるため，常に垂直にもつように注意が必要である．

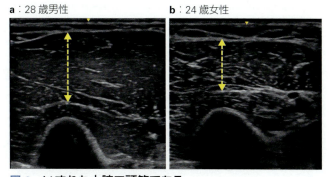

図6 いずれも上腕二頭筋である
筋の厚み（大きさ）を計測するときはいつも同じ部位，角度で描出し，筋外膜から外膜までの厚みを測る．

2）観察法

a）筋の厚み

　それぞれの筋の形はまちまちで，筋の面積を計測することは困難なため，筋の大きさ（筋量）を表す指標として，筋の厚みを観察計測する．筋の厚みは，皮下脂肪層を除いた筋膜から骨までを短軸像で計測するのが通常である（図6）．

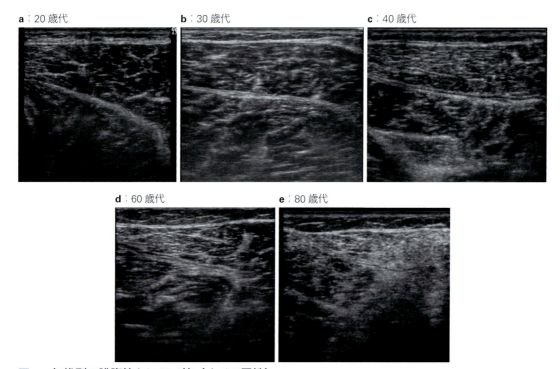

図7 年代別の腓腹筋とヒラメ筋（すべて男性）
高齢になるに従って筋の厚みが薄くなり，輝度の上昇がみられる．

しかし筋の種類によっては，近くに骨がない場合もあるため，常に同じ部位，同じ角度で計測することが重要である．また，年齢や運動に応じて変化するため，考慮する必要がある．一般的には30～40歳がピークで，高齢になるにつれて厚みは小さくなる．その傾向が強いのは大腿四頭筋で，上腕二頭筋での年齢差は少ない[5]（図7）．

しかし高齢であっても，運動量などにより必ずしもそうではない．また一部の筋を観察するのではなく，全体のバランス，左右差を観察することも大事である．

b）筋の輝度

筋疾患を診断するにあたっては，筋の輝度が重要である．正常では筋線維は，低輝度で周膜が高輝度の線状構造物として描出される．筋炎では高輝度の線状構造部の割合が増加し，全体に高輝度（白く）にみえる．また，脂肪変性が起こると筋線維（周膜）がなくなり，全体に水彩画のように均一に高輝度にみえる．長軸像で観察するとよりわかりやすい．

筋の輝度については多くの研究がなされている．1982年にHeckmattらは，筋輝度の視覚的評価のスケールとして4段階で同画面内の骨と筋を比較評価している[6]．

その後，エコー画像をPCに取り込んでgray scale analysisを行い，輝度の定量評価も試みられた[7]．

Gdyniaらは2009年に独自のソフトを開発し，グレースケールを用いたヒストグラム解析と筋組織の均一性の解析を行い，神経原性の運動ニューロン疾患と筋原性である炎症性の筋炎を比較し，明らかな有意差を認めたと報告している[8]．また，超音波装置によっては，integrated backscatter（IB）法を用いることができる．IB法は各物質には音圧と粒子速度，すなわち物質内の音速と密度で規定される固有の

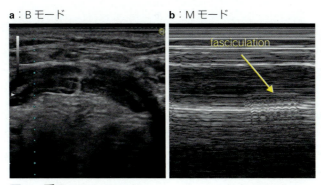

図8 舌のfasciculation
同時にMモードで観察することによって，不規則性や動きの周波数を確認できる．針筋電図では安静が保てないため検査困難であるが，超音波では侵襲性も少ない．

音響インピーダンスがあり，その差が大きいほど2つの物質の境界面で後方に反射される超音波のエネルギーが大きくなるという原理を利用して，主に頸動脈エコーにおけるプラークの性状を区別するために用いられていた．自由にROI（関心領域）を決め，ボタンを押すだけでdb数が表示されるため，簡単に輝度の定量ができる．しかし絶対値ではないので，別の画面になると比較することができないため常に骨や血管との比で評価することになるが，安定性に欠けるため日常検査としては使いにくい．

筋の輝度は筋の厚みと同じく30～40歳をピークに低輝度を示し，高齢になるにつれ上昇するといわれている[5]．また，廃用性筋萎縮でも輝度は上昇し，罹患期間が長くなると脂肪変性に至る．したがって，年齢だけでなく，患者の状態，運動量なども考慮に入れて判断する必要がある．

c）fasciculation（筋線維性収縮）の評価（図8）

fasciculationは部位が一定せず，ピクピクと不規則に反復する異常運動である．自覚することもあるが，針筋電図や，皮膚表面に近い場合は肉眼でも確認することができる．筋萎縮性側索硬化症や伝導ブロックをきたす末梢神経疾患に最も特徴的であるため，診断に有用である．筋疾患にはみられない．詳細は運動ニューロン疾患の項を参照されたい．

d）不随意運動の評価

fasciculation以外にもミオキミア，振戦，ミオクローヌスなどの不随意運動を観察することができる．Bモードに加え，Mモードを併用することにより，動きの周波数や広がりを確認することができる．

e）筋の腫瘍

悪性の軟部腫瘍として平滑筋肉腫，悪性線維性組織球腫，脂肪肉腫，横紋筋肉腫，滑膜肉腫などがあげられるが，いずれもCT，MRIの画像診断や病理診断が必要になる．良性の腫瘍としてガングリオンや脂肪腫などがあるが，これらは筋内というより，結合組織内に発生する腫瘍である．明らかに筋内にできる腫瘍様としてはサルコイド結節があげられる．詳しくはColumn「筋サルコイドーシス」（p150）を参照されたい．

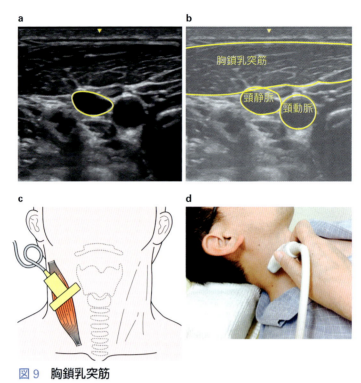

図9　胸鎖乳突筋
仰臥位で首を少し傾けると容易に観察できる．頸動脈/頸静脈の直上．

e 日常的検査を行う筋

　日常的にスクリーニングとして行う筋の一部を紹介する．これ以外にも，疾患によって必要な筋を観察することは必要であるが，筋疾患の有無を評価する際に，上下肢の主な筋の位置，神経支配[9]，プローブのアプローチ法などを解説する．

1）胸鎖乳突筋（sternocleidomastoid） ▶動画4-1）

　胸骨頭と鎖骨頭の2頭で構成され，頸部の概則面を前尾方から後頭方へ走行する筋である．両側が同時に働くと頭，上位頸部を伸展，下位頸部を屈曲する．片側が動くと，頭頸部を同側へ側屈，反対側へ回旋する．横臥位で頸部をどちらかに軽く傾けると，胸骨柄のすぐ頭方に深いくぼみができる．また，胸骨内側端にできる小さなくぼみができ，その間に突起した筋が観察できる．神経支配は副神経，頸神経叢筋枝（C2，C3）（図9）．

2）三角筋（deltoid） ▶動画4-3）

　上肢で最も体積が大きい筋で，作用の違いから鎖骨部（前部），肩峰部（中部），肩甲棘部（後部）に分けられる．作用は前部が肩関節屈曲，水平外転，内旋，中部は肩関節外転，後部は肩関節伸展，水平外転，外旋である．
　神経支配は腋窩神経，後束，後枝，上神経幹（C5，C6）（図10）．

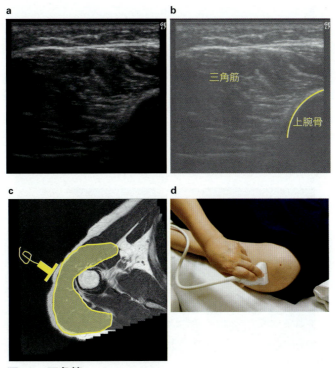

図10 三角筋
肩から腕に下がったところで筋線維に対して直角にアプローチする．
コツ☞ 全体に画面が暗くなるのでゼリーを多めにつけるとよい．

3）上腕二頭筋（biceps brachii）▶動画4-4）

力こぶを作る筋で長頭，短頭の2頭で構成される．

長頭は肩甲骨の関節上から起こり，肩関節腔を貫いて結節間溝を下行する．

短頭は長頭の内側にあって烏口突起から起こり，長頭とともに上腕の前面を下行し，橈骨上端に付着している．肘関節の屈曲と前腕の外旋にかかわる．神経支配は筋皮神経（C5，C6）（図11）．

4）上腕三頭筋（triceps brachii）▶動画4-5）

上腕筋群のなかで最も体積が大きく，主に肘関節の伸展に関与している．

長頭，外側頭，内側頭の3頭で構成される．長頭は肩甲骨に付着し，外側，内側頭は上腕骨に付着している．肘の伸展に加え，上腕の伸展や内転にかかわる．

神経支配は長頭は腋窩神経，内・外側頭は橈骨神経（C6～C8）（図12）．

5）総指伸筋（extensor digitorum communis）▶動画4-6）

伸筋のなかで最も強力な筋で，親指を除く4指を同時に伸展させる．

外側上顆から始まって，伸筋支帯の第4管を通って指先に達する．

第2～5指を伸展させ，手関節の背屈にかかわる．

総論

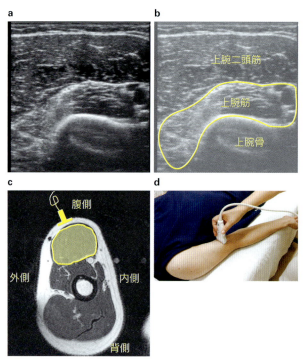

図11　上腕二頭筋
手掌を上向きにして，上腕の上から2/3の付近（力こぶができる部位）に筋の走行に対し短軸になるようにアプローチする．筋線維（筋束）の確認は長軸で行う．

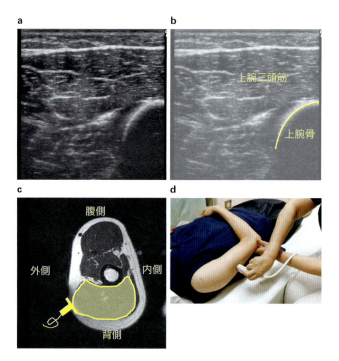

図12　上腕三頭筋
上腕二頭筋を描出し，そのままプローブを外側から背側に走査すると上腕三頭筋が描出できる．
コツ　腕を直角に曲げ，前腕を腹の上に乗せてもらうと，仰臥位のまま描出できる．

56

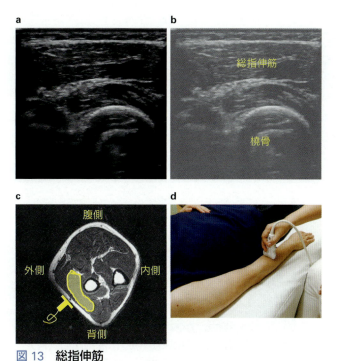

図 13 総指伸筋
前腕の背側で上から 1/3 の部位にアプローチする．
コツ☞ 比較的小さな筋のため，橈骨をメルクマールにするとよい．

神経支配は橈骨神経（C6〜C8）（図 13）．

6）尺側手根屈筋（flexor carpi ulnaris）▶動画 4-7

前腕の屈曲筋群のなかでは表層部で最も内側にある筋．上腕頭，尺骨頭に分かれている．
前腕の屈曲，尺屈，斜めの動作に関与する．
神経支配は尺骨神経（C7〜C8）（図 14）．

7）浅指屈筋（flexor digitorum superficlis）▶動画 4-7

　浅指屈筋は上腕骨内側上顆，尺骨頭，橈骨頭から始まり，人差し指から小指の中手骨底に付着する．前腕の手掌側の屈筋群のなかでは中間層に位置しており，手首付近の浅指屈筋腱は長掌筋のすぐ尺側を通る．指の第 2 関節（PIP 関節）を屈曲させ，指のつけ根の関節（MP 関節）の屈曲，手関節の屈曲に関与する．神経支配は正中神経（C7〜T1）．
　超音波での観察部位は肘の近くで尺側手根屈筋，深指屈筋とともに描出する（図 14）．

8）深指屈筋（flexor digitorum profunds）▶動画 4-7

　尺骨内側面，前腕骨間膜から始まり，人差し指から小指までの末節骨底（指の第 1 関節）についている．深指屈筋は前腕の手のひら側にある屈筋群の深いところに位置しており，筋腹はほぼ尺骨側に付着している．前腕の中央部では，皮膚の下すぐのところで触れることも可能．深指屈筋は指の第一関節

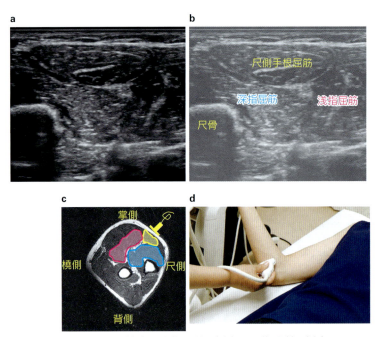

図 14　尺側手根屈筋（黄），浅指屈筋（赤），深指屈筋（青）
前腕尺骨側の肘から 5 cm 程度の部位にアプローチする．
コツ☞　腕をベッド上で垂直に曲げてもらい，検者は手掌をもち尺骨側からアプローチすると，同時に尺側手根屈筋，浅指屈筋，深指屈筋の 3 つの筋を描出できる．

（DIP 関節）を屈曲させることができる唯一の筋肉であり，筋肉のついている位置により指の第 2 関節（PIP 関節）や MP 関節（指の付け根の関節）の屈曲，手関節の屈曲にも関与する．浅指屈筋と異なり，一般的に人差し指以外の指は独立して筋肉を動かすことが難しい．神経支配は橈側は正中神経（C7〜T1），尺骨側は尺骨神経（C8〜T1）（図 14）．

9）第一背側骨間筋（first dorsal interosseous） ▶動画 4-8)

　第一中手骨と第二中手骨の間にあり，母指を内転したときに背側に盛り上がる筋．
　指の外転に関与し，第一背側骨間筋は示指を母指側へ動かす筋である．神経支配は尺骨神経（C8〜T1）（図 15）．

10）大腿直筋（rectus femoris） ▶動画 4-9)

　大腿部前面にある筋で，大腿四頭筋の中心をなす．腸骨の下前腸骨棘から膝蓋骨の底と両側縁に付着，膝蓋骨の前面を覆いながら膝蓋靱帯となり，脛骨粗面に付着する．
　ほかの 3 筋（後で述べる）とともに，膝関節を伸ばす働きに関与している．また，関節の屈曲にも関与する．歩く動作，走る動作をはじめ，多くの日常生活に関与する．
　神経支配は大腿神経（L2〜L4）（図 16）．

4. 筋エコーの基礎と正常所見

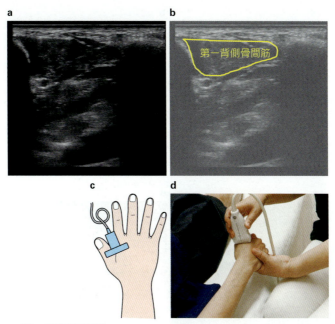

図 15 第一背側骨間筋
第 1 指と第 2 指の間にアプローチする.
コツ☞ 小さな筋で狭い部位なので比較的小さなプローブを使うとよい.
また ALS などで萎縮が著明な場合は,内側から指でもち上げると描出しやすくなる.

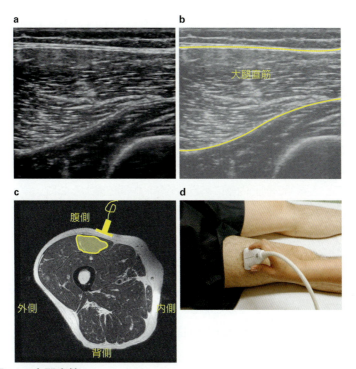

図 16 大腿直筋
大腿部の 1/2 の部位で,やや外側からアプローチする.
コツ☞ 外側に寄りすぎると外側広筋と間違えやすい.膝関節のところから追って
いくと間違いが少ない.

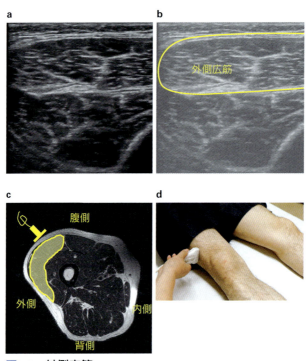

図 17　外側広筋
大腿部直筋を描出し，そのまま外側にずらすと描出できる．

11）外側広筋（vastus lateralis）動画4-10)

大腿四頭筋の1つで最も大きく，大腿部の前面内側にある筋である．
膝関節の伸展に関与する．歩行やランニングなど，多くの日常動作に関与する．
神経支配は大腿神経（L2～L4）（図 17）．

12）内側広筋（vastus medialis）動画4-11)

大腿四頭筋の1つで，大腿部の前面内側にある．外側，中間広筋とともに，膝関節の伸展動作に関与する．ほかの広筋群とともに，歩行や日常動作に大きく関与する．
神経支配は大腿神経（L2～L4）（図 18）．

13）腓腹筋（gastrocnemius）動画4-12)

下腿三頭筋を構成する1つで，強大な筋である．
内側頭，外側頭の2つに分かれる．膝関節の屈曲，足関節の底屈に関与する．
神経支配は脛骨神経（L4～S2）（図 19）．

14）ヒラメ筋（soleus）動画4-12)

下腿三頭筋を構成する筋の1つで，強大な筋であるが腓腹筋と異なり，腓骨後面と脛骨ヒラメ筋から

4. 筋エコーの基礎と正常所見

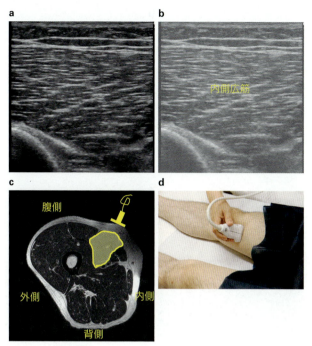

図 18　内側広筋
膝から約 10〜15 cm 程度で内側に走査すると描出できる．

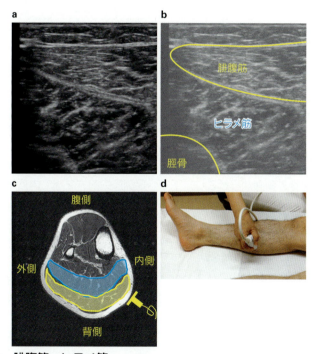

図 19　腓腹筋，ヒラメ筋
下腿部のほぼ 1/2 の部位で内側に走査すると描出できる．
コツ☞　ふくらはぎの一番張っている部位をめがけて当てると間違いない．うつ伏せになってもらってもよいが，ADL が不良の患者では，仰臥位のままで足を外側に開いてもらい，内側から当てると腓腹筋（黄）の内側頭は描出できる．腓腹筋の奥側がヒラメ筋（青）で，遠位にいくほどヒラメ筋が大きくなる．

総論

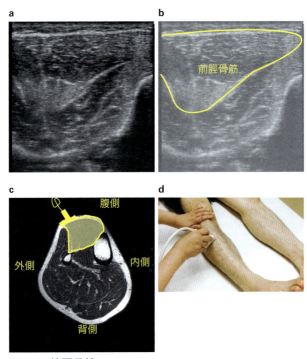

図20 前脛骨筋
下腿部のほぼ1/2の部位で，脛骨を画面の端に描出するアプローチにすると間違いない．
コツ☞　腓腹筋を描出したら，そのまま外側に走査し，脛骨を乗り越えたところが前脛骨筋である．

起こり，下方で強く大きい共同腱（アキレス腱）となって踵骨に付着する．

足関節の底屈に関与する．神経支配は脛骨神経（L4〜S2）（図19）．

15）前脛骨筋（tibialis anterior）▶動画4-13

下腿部前面にあり，脛骨外側面から起こり，下方へ足関節の前方を経て内側縁に至り，内側楔状骨と第一中足骨底の足底面に付着する．

つま先をもち上げる背屈と，わずかに足の内反にも関与する．

神経支配は深腓骨神経（L4〜S1）（図20）．

4. 筋エコーの基礎と正常所見

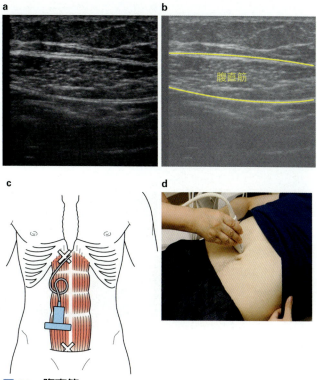

図 21　腹直筋
皮膚直下には皮下脂肪があり，その下が腹直筋である．その下には消化管の動きがみえるので区別しやすい．
コツ☞　臍を中心に右側，左側にプローブを走査すると簡単に描出できる．

16）腹直筋（rectus abdominis）▶動画4-14

　平たく細長い筋で，白線の両側を縦走し腹直筋鞘に包まれている．上は狭く，下は広い多腹筋で，恥骨結合と恥骨陵から起こり，第5〜7肋軟骨および剣状突起の前面に付着する．
　腹腔臓器を保護し，腹圧の維持と臓器の位置の固定，排便，分娩，嘔吐，咳などに関与する．運動動作においては体幹部を前屈，側屈，回旋させる．
　神経支配は下部胸神経の枝（図21）．

63

総論

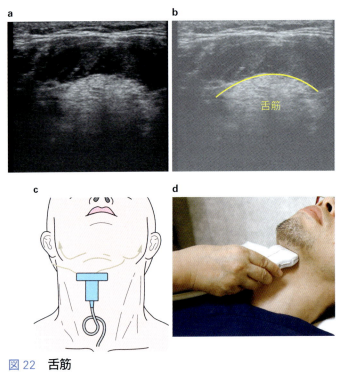

図 22　舌筋
顎の下からほぼ垂直にアプローチすると描出できる．
コツ☞　プローブを上からにもち変えてアプローチすると描出しやすい．

17）舌筋（tongue） ▶動画4-15

茎突舌筋，舌骨舌筋，オトガイ舌筋を外舌筋と呼び，主に舌の位置を変える筋である．
上縦舌筋，下縦舌筋，横舌筋，垂直舌筋を総じて内舌筋と呼び，舌の形を変える筋である．
神経支配は舌下神経（図22）．

［高松直子］

総論

5 エコーと MRI・CT との比較

　神経筋超音波検査はその簡便性，非侵襲性から，神経筋疾患における評価法として急速に普及しつつある．組織診断が容易に行えない末梢神経および筋肉の疾患の補助診断としては，これまで MRI や CT が主に用いられてきた．それぞれのモダリティで得意とする点や，逆に評価方法として向いていない点も存在する．

a 骨格筋 CT の利点と欠点

　1980 年代から，主に筋ジストロフィーに対して骨格筋 CT と筋超音波検査の比較が行われてきた[1]．病理学的所見も含め，両者とも病態をよく反映している検査として活用されている[2]．

> 　骨格筋 CT には以下のような利点があり，特に診断時における罹患筋の確認，障害分布の把握に有用である．
> ### a）骨格筋 CT の利点
> 　① 代表的な断層部位で，全身の筋量や脂肪変性などの分布を確認できる．
> 　② 患者の協力は最小限で，比較的短時間で施行可能．
> ### b）骨格筋 CT の欠点
> 　③ 分解能の関係上，細部の評価が難しい．
> 　④ 前腕筋などの骨のアーチファクトが強い部位では情報が減ってしまう．
> 　⑤ 被曝することから，繰り返し検査をすることが困難．

　特に上記欠点「⑤ 被曝することから，繰り返し検査をすることが困難」であるため，神経筋疾患の非侵襲的検査としては，現在 MRI および超音波検査に優先して施行されることは少なくなった．しかしながら，筋ジストロフィーをはじめとした慢性筋疾患における全身の筋萎縮評価法としては，今までの知見の蓄積を考慮すると，今後もその地位を奪われることはないと思われる．

b MRI の利点と欠点

　MRI は被曝がなく，本邦では広く装置が普及しているため臨床現場では施行しやすい検査である．筋疾患においては慢性筋疾患の評価，炎症性筋疾患の診断や，生検部位の同定に活用されている[3]．STIR（short tau inversion recovery）法を用いた大腿の筋 MRI では，炎症性筋疾患の診断感度が 92.3％，特異度が 83.3％であったとの報告もある[4]．また，脱神経筋が T2 強調画像で高信号化することを利用して，間接的な神経障害の証明も可能である[5]．この場合，急性期には脱神経された筋の水分量増加を反映し

て高信号になるものの，慢性期では萎縮して等信号に変化していくため，注意が必要である．

> 筋のMRIの欠点には以下がある．後者に関してはwhole-body MRIという撮影法が普及し始めており，今後解決可能になっていくものと思われる[6]．
>
> a）筋のMRIの欠点
> ① 異常がみられた場合の意義づけが難しい（脱神経なのか炎症性浮腫なのか）．
> ② 複数部位の検索が困難である．

一方で，MRIによる末梢神経の描出（MR neurography）に関しては，3Tなどの高磁場の装置を用いて関心領域を絞り，独特のシークエンスで信号比の高い画像を取得する必要があるため技術的に難しく，ルーチン検査としては行っていない施設も多い[7]．一般的に行われているのはSTIR法や脂肪抑制下T2強調画像で，腕神経叢など神経が太く血管と分離しやすい領域などでは有用である．

> a）MR neurographyの利点
> ① 神経鞘腫などの腫瘍性病変の判別に有用である．
> ② 表在からアプローチしにくい深部の情報が得られやすい．
> ③ 長軸像を描出できるため視覚的に理解しやすい．
>
> b）MR neurographyの欠点
> ④ 撮像範囲外の情報は得られない．
> ⑤ 基本的に固定された断面での評価となるため，部位によっては連続性の評価が難しい．
> ⑥ 検査に時間を要し，動きに弱い．

C　MRI・CTと比較したエコーの利点

機器の進歩によって解像度の問題を克服した超音波検査は，上記2つのモダリティに比較して神経，筋の非侵襲的評価法として優れている点が多い．簡便・低侵襲で，全身の広い範囲を検索でき，繰り返しの検査が可能，小児や認知症患者など協力が得られにくい症例でも検査が可能，などの超音波検査一般の利点以外に，下記のような特徴が普及を牽引している要因といえる．

1）神経の連続性，血管など周囲組織との関係が評価しやすい

MRIおよびCTでは，神経組織は周囲組織と等信号を示すため同定自体が難しい．超音波検査ではプローブを傾けたり移動させたりして連続性を確認したり，周囲組織や血管とドプラを用いて区別することができるため，神経自体の確実な同定が可能である．長軸方向に神経を観察できるため，病変がびまん性に存在するのか（例：CMT），多巣性に分布するのか（例：MADSAM）を確認することができる．骨棘や線維性構造物と神経の関係を包括的に把握できるため，例えば，絞扼性ニューロパチーが疑われるが神経伝導検査ではっきりした所見が得られない例などでは有力な診断の補助になる．MRIは拍動など動きによるアーチファクトに弱い．そのため，四肢末梢などの神経血管束として神経が走行している部位においては，特に超音波が容易でかつ正確な評価法となり得る．

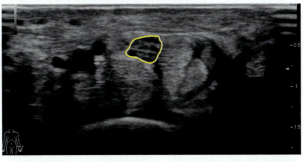
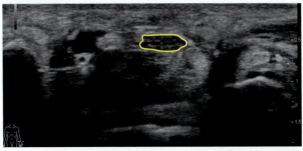

図1　手首部正中神経の指屈曲による手根管内での滑動
（健常者での記録）

正中神経は生理的に尺側に滑動する．手根管症候群では滑動範囲が減少する．

2）動きの要素が評価できる（リアルタイム性）

　超音波検査は時間分解能が高く，生体内での組織の動きの同定が可能である．線維束性収縮（fasciculation）のリアルタイムな描出は，ALSの診断には必須となってきている（p111「各論 A-5．運動ニューロン疾患①」参照）．また，プローブの移動に伴う三次元的な記録が可能なことも大きな意義がある．手首部での正中神経は，手指の屈伸運動に伴って手根管内で長軸方向および短軸方向に滑動する（図1）．手根管症候群ではこの側方可動性が低下しているとされており，これを確認することで，形態変化に加えて診断確度を高めることができる[8]．また，肘の屈曲に伴う尺骨神経の脱臼や亜脱臼も触診で確認する以外に，視覚的に確認できる．この場合は，病的変化を伴うかどうかは伝導検査などの別のモダリティと併せて評価していく必要がある．

3）血流が評価できる

　関節滑膜の血流増加をパワードプラで検出することができるようになり，関節リウマチの診療の精度は飛躍的に進歩した．同様の手法で，炎症性筋疾患や筋膜炎においてもパワードプラが活用されている．特に発症からの期間が短い症例については，筋内や筋膜でのドプラ信号が増強しており，炎症に伴う豊富な血流を反映していると考えられ，MRIでは造影なしでは確認しがたい所見である[9]．

近年，末梢神経障害の診断能力について，MRIと超音波検査を比較した興味深い報告がなされた．腕神経叢障害や単神経障害が疑われた53名について後方視的に両検査を比較すると，超音波検査のほうがMRIよりも診断の感度が高く（93% vs 67%），特異度は同等であったという（86%）．これは，MRIでは撮像範囲内に病変がない場合や判読が困難な場合があることも影響している．筆者らは，局在性ニューロパチーでは画像診断の1st lineとして超音波検査を用いることを推奨している[10]．

d MRI・CTと比較したエコーの欠点

一方で，超音波検査の不得手とする点に関しては次のような点があげられる．

1）体表面に近いところは評価しやすいが，深部は信号が減衰する

高周波プローブを用いて解像度の高い画像を得ようと思うと，深部の情報は減衰して得られない．正確に検索できる範囲は，高周波プローブであれば体表から数cm（12 MHzでは，よく観察できるのは4 cm程度）に限られ，表在を走行する神経を観察するプローブと傍脊柱筋など深部の筋を観察するプローブを状況に応じて変更するなどの工夫が必要になる．

2）骨などの背後にある組織の評価はできない

骨や肺など音響インピーダンスが高い組織との境界では多くの超音波が反射してしまい，深部構造の観察を妨げてしまう．さらに高度に線維化した萎縮筋の深部などでも同様の減衰が生じ得るため，健側と比較してエコー輝度で脱神経筋の分布を評価する際には注意する必要がある．

3）神経に関して局在性の腫大は確認しやすいが，萎縮を評価することは難しい

末梢神経の評価項目の1つとして神経の長径および周囲径があるが，年齢，性別，身長などによる個体差があることに加えて，軸索障害による神経萎縮は基準範囲との差は小さく，病的な判断が難しい．最も信頼性が高いのは，同一個体・同一神経内での複数部位の周囲径比較で，局所的に腫大を示す絞扼性ニューロパチーなどがよい適応となる．筋肉においては筋量自体の個体差が著しいため，病的な筋量低下の判断はさらに困難となる．この問題は特に超音波検査に限ったことではなく，MRIなどほかのモダリティでも同様で，症状との対比で評価をしていくことが重要である．

4）障害分布の同定には優れるが，障害の質的評価は難しい

骨格筋MRIのSTIR画像における信号強度の上昇は，軽微な運動後の筋肉内水分量の増加をも検出できることが知られている．超音波検査ではゲインの調整で輝度が容易に変化するため，輝度変化の評価には骨などの内部対照との比較を必要とする．そのため，軽微な変化はとらえにくい．また，神経腫大が腫瘍性なのかあるいは炎症や絞扼性なのか，筋の輝度変化が神経原性なのか筋原性なのかといった質的な評価には，ほかのモダリティより有用であるとはいえない．

表1 CT・MRIと超音波検査の比較

	CT	MRI	超音波検査
被曝	あり	なし	なし
検査時間	短時間	長時間	多部位では長い
解像度	高い	高い	高い
測定部位	全身可能	限られる	全身可能
患者の協力	不要	必要（安静）	不要
複数回検査	難しい（被曝）	難しい（時間）	容易
深部病変の描出	容易	容易	難しい
石灰化病変	最適	困難	適
筋疾患	慢性疾患などで全身の筋萎縮・変性の分布をみるのに優れる	炎症性疾患の診断，筋生検時のガイド	線維化・萎縮
神経疾患	難しい	腕神経叢や馬尾神経などは評価可能．脱神経筋のT2高信号化	腫大，萎縮，周囲組織との関係などの把握に優れる
代表的な欠点	被曝する	動きの評価ができない	深部が評価できない

5）軸索型ポリニューロパチーは評価が困難

　ポリニューロパチーは同一個体での比較が障害の同定に有用ではないため，軽微な軸索障害型ニューロパチーの存在診断は難しく，診断能力は神経伝導検査に遠く及ばない．しかし，CMT1Aなどのびまん性神経腫大を示す脱髄型ニューロパチーなどでは，特徴的な所見が瞬時に確認できるインパクトは大きいといえよう（p93「各論A-3．遺伝性末梢神経障害」参照）．

　以上のように，超音波検査やほかの画像検査にはさまざまな利点・欠点があり，それぞれの特性をよく理解したうえで，症例に応じて適切な検査方法を選択していく必要がある（表1）．

［関口兼司］

各論
疾患におけるエコー所見

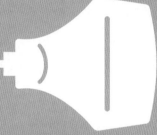

各論　A. 末梢神経・運動ニューロン疾患

1　絞扼性末梢神経障害（上肢）

a　手根管症候群

超音波検査の目的

　正中神経は手首において，手根骨と横手根靱帯で構成される手根管の内部を指屈筋腱とともに走行している（図1）．手根管症候群（carpal tunnel syndrome：CTS）は，正中神経がこの手根管内で圧迫されることにより支配領域の運動感覚障害を呈する疾患である．一般には夜間・早朝に増強する手のしびれによる睡眠障害，自動車や自転車のハンドル操作・読書・携帯電話の使用で誘発されるしびれ，症状軽減のために手を振ること（flick sign）[1]などが病歴の特徴であり，これらを聴取した場合はCTSを疑う．注意すべき点として，CTS患者は圧迫部より近位である前腕・肘部のしびれや倦怠感などのproximal symptomを訴えることも少なくなく，頸椎症との鑑別が必要なこともある．

　CTSの神経徴候は，Tinel徴候，Phalen徴候などの圧迫部位における誘発試験，環指の橈側のみに感覚障害を認める解離性感覚障害（ring-finger splitting：RFS）や，重症の場合には短母指外転筋を中心とした母指球筋の萎縮などが知られており，これらの神経症候と神経伝導検査の所見を確認することでCTSと診断できる．

　しかし，一般的に電気生理学的検査を用いた神経電気診断は初診時に行うことは難しく，熟練した検査者が施行しないと判断を誤ることもあり，必ずしも容易な検査とはいえない．しびれの強い場合は，検査における電気刺激は不快感を伴うため，検査時には配慮が必要となる．

　CTSの術中所見に関する整形外科領域の報告[2]では，CTSでは正中神経の偽神経腫所見が典型的所見であり，MRI検査においてT2強調などで神経腫大を認めることは以前から報告されている[2]．CTSを疑う全例において，MRI検査をすべきかについては議論の余地があり，その点超音波検査（エコー）は電気生理学的検査のみでは評価し得なかった正中神経の形態変化を簡便にとらえることが可能であり，特に外来診察室でも短時間で検査を行うことができるので，検査法としてメリットがある．

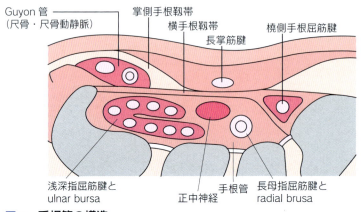

図1　手根管の構造

a：健常成人

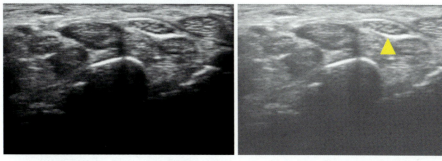

b：手根管症候群

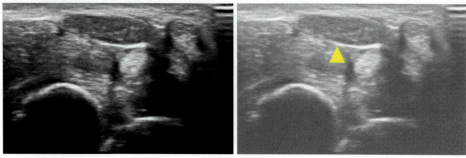

図2　手根管症候群の正中神経エコー所見

正中神経（矢頭）は健常成人 CSA 6 mm^2 に比べ手根管症候群患者で CSA 30 mm^2 と著明に腫大している．

検査手順，手技上のポイント

- CTSのエコーにおいて，正中神経手首部で神経腫大の有無を確認・検討することが最も重要である．
- 手根管は解剖学的に手関節から手掌近位部にかけて存在するが，手首以外での正中神経に異常所見がないか，連続的に観察するのが望ましい．
- 標準的な方法は前腕腹側にプローブを置き，手掌にむけてプローブをゆっくり動かし正中神経の短軸像連続的に観察していく．
- CTSの場合は，手根管入口部近辺で腫大した正中神経を確認できる（図2, 3）（▶動画 A-1-1）．一方，通常は神経の圧迫は手根管遠位部で最も強いので，手掌の同部では低輝度の扁平化した正中神経を認めることが多い．
- 正中神経は手根管内でやや深く入り込み，みえにくくなるため，手関節をやや背屈させ，プローブをしっかり圧迫すると観察しやすくなる．
- CTS 患者では，プローブの圧迫によってしびれや痛みを増強することがしばしばあるため，注意が必要である．
- 正常破格として，正中神経は手首部で 2 本に分かれること（bifid nerve）もあるので，観察の際にはその旨も所見として記録するとよい．
- 正中神経の断面積（cross-sectional area：CSA）の計測は，CSA が最大となる部位は患者ごとに若干異なるため，プローブを手首で微妙に動かしながら最も腫大した部分で計測を

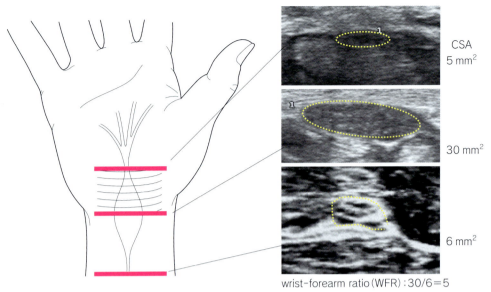

図3 手根管症候群での正中神経偽神経腫所見と wrist-forearm ratio

行う．前腕部の CSA を計測し手首部正中神経を除すと，wrist-forearm ratio（WFR）を求めることができる（図3）．

- ルーチンでは短軸像の観察のみで十分であるが，神経の厚さや手根管や屈筋腱と神経の位置関係を確認するために，長軸像での観察を加えてもよい．

検査所見の解釈と判定

CTS では，手首において神経腫大を示す正常上限を超える CSA の増大を認めるため，基本的にエコー検査では CSA の評価が重要となる．CSA の正常上限については，報告によってばらつきがあるが，筆者の施設では 12 mm^2 以上を異常と判定している．そのほかに，神経の可動性低下やエコー輝度の低下，神経内血管増生の亢進などの所見を認める．まれにガングリオン[3]や腫瘍などに起因した CTS もあり得るので，異常構造物がないか注意深く観察することも必要である[4]．CTS におけるエコー所見に関してこれまで多くの報告があるが，感度特異度は報告ごとにばらつきがある．米国神経筋電気診断学会のガイドラインでは，「よくデザインされた研究においては，エコーにおける手首での正中神経の CSA 増大所見が感度 65.0〜100％，特異度 72.7〜98.0％であり，CTS 診断において電気生理検査に加えて行うべきであるだけでなく，スクリーニング検査として考慮すべきである」と指摘している[5]．

WFR に関しては，Hobson-Webb らが 1.4 を正常上限とすると感度 100％であると報告している[6]．しかしながら，この報告ではコントロール群の CSA 平均が 9.8 mm^2 と日本人における正常値データと比べても明らかに大きく，また特異度についても検討されていない．Mhoon らは神経伝導検査所見とエコー所見の相関を検討し，CSA 9 mm^2，WFR 1.4 をカットオフとすると感度 97％と高かったと報告しているが，このカットオフ値は特異度が低いた

め，あくまでスクリーニングのために使用すべきであるとしている[7]．ゆえに，WFRのみを測定してCTS診断をするべきではない．

一方，実際にCTSではない健常者でもエコー上は手首部正中神経が腫大していることは少なくなく，神経電気診断で偽陽性所見が存在するように，エコー診断でも偽陽性は確実に存在する．診断において，特異度を下げて誤診を招く危険性を回避するためにも，エコー単独ではなく神経診察所見や電気生理学的検査との併用を推奨する．

b 前骨間神経麻痺（anterior interosseous palsy：AIP）

超音波検査の目的

AIPは，肘関節よりやや遠位の円回内筋の後面で正中神経より分岐して，示指・中指深指屈筋，長母指屈筋，方形回内筋を支配する純運動枝である．この単独麻痺では，これらの筋の筋力低下により母指と示指末節の屈曲ができなくなり，母指と示指で丸を作ると指腹がくっついてしまう涙滴徴候（tear-drop-sign），あるいはimcomplete OK signがみられる．誘因には，外傷や圧迫，肘屈曲や前腕回内を職業的に繰り返すことなどがあげられるが，多くは原因不明である．

なかでも特発性AIPは痛みを伴う急性限局性の単神経炎であることから，神経痛性筋萎縮症（neuralgic amyotrophy：NA）の部分症とも考えられている．このAIPの手術所見において前骨間神経の神経束内に"砂時計様くびれ"を認め，神経線維束間剝離術によって症状が回復したことから，この"くびれ"と呼ばれる狭窄所見が病態に直接かかわっていることが示唆されている[8]．この狭窄は正中神経より分岐した直後にみられ，確認することはきわめて難しいが，エコーでは観察が可能である[9]．

検査手順，手技上のポイント

- 正中神経を上腕から遠位に向かってプローブを操作し，前骨間神経を連続的に観察する．
- 前骨間神経は円回内筋の後面の深部で正中神経より分岐するため，エコーでは同定しにくいが，正中神経から分岐後は橈骨と尺骨の間を前骨間動脈と並走するので，カラードプラで血管を目印に並走する神経を探すと同定しやすい．
- 特発性AIPで認められる"砂時計用くびれ"は肘関節からやや近位部の正中神経の神経束内に認めるので，特発性AIPを疑う場合は，短軸像で神経束（fascicle）の断面積増大の有無を注意深く観察する．
- 神経束の"砂時計様くびれ"や神経（神経束）の腫大は，前骨間神経の最大断面積部を中心に長軸像を観察すると確認しやすい．
- fascicleを観察する場合には，周波数帯14 MHz以上の高周波プローブの使用するのが望ましい．

検査所見の解釈と判定

特発性AIPあるいはNAの前骨間神経障害の場合には，正中神経の神経束に認められる狭

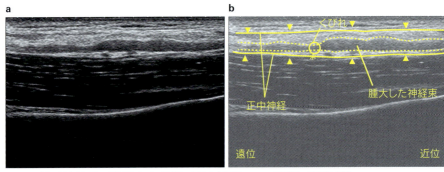

図4 特発性前骨間神経麻痺患者の正中神経エコー所見（長軸像）
a：42歳男性，11ヵ月前から前骨間神経支配筋の筋力低下を認める．
b：肘窩から4cm近位の正中神経内の前骨間神経に相当する神経束にくびれとその近位部に低エコー輝度の腫大を認める．

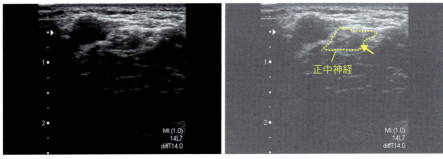

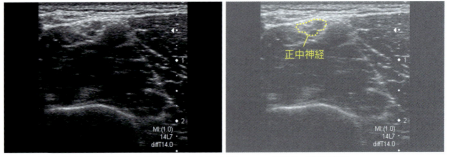

図5 特発性前骨間神経麻痺患者の正中神経エコー所見（短軸像）
a：右正中神経CSAは19mm²と腫大しており，前骨間神経に相当するfascicleの腫大も認める（矢印）．
b：同じレベルの左正中神経はCSA 9mm²と正常である．

窄（くびれ）と，その近位ないし近位・遠位の腫大として認められる（図4）．この"砂時計様くびれ"は，神経周囲の繊維組織の捻れ，または狭小によって生じている．術中の肉眼的所見では"くびれ"前後の神経束が灰白色の浮腫状になっていることから，エコーで認める神経束の腫大も浮腫ととらえたものと考えられる．一般的に「くびれ」の位置は神経上の圧痛部位に一致するが，圧痛がない部位や複数箇所に認める場合もあるので，連続的に注意深く観察することが大切である．また，AIPにおける"くびれ"は発症から数ヵ月以上経過し

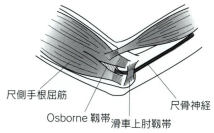

図6 肘部管の解剖

た後でも認められることがあるため，急性期を過ぎても評価する必要がある（図4，5）

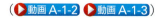

c 肘部尺骨神経障害（ulnar neuropathy at the elbow：UNE）

超音波検査の目的

　CTSに次いで2番目に多い絞扼性末梢神経障害がUNEである．症状は手関節遠位部の小指球部，小指，環指尺側の感覚障害と，尺骨神経支配の手内筋の筋力低下・萎縮を主な特徴とする．母指のピンチに際して母指内転筋の代わりに長母指屈筋が働くFroment徴候や，特に萎縮が強い場合には鷲手変形（claw hand）を認める．上腕骨内側上顆を挟んでわずか5～6 cmほどで尺骨神経が絞扼性に障害されるが，種々の原因や病態を含んでおり，整形外科領域では広義の肘部管症候群と呼ばれている．

　尺骨神経は，解剖学的に肘下での尺側手根屈筋と内側上顆間のfibrous band部（Osborne靱帯）を通過しており（図6），この部位における神経絞扼によって生じるものを，"真の肘部管症候群"と呼ぶ．

　このほか，変形性肘関節症に伴う圧迫や反復性神経脱臼による微小外傷では内側上顆後部で障害され，小児期の上腕骨外顆や肘関節骨折による外反肘変形では，肘上部での障害により遅発性尺骨神経麻痺を生ずる[10]．これらの鑑別は，神経伝導検査で短分節刺激を行うインチング法によって病変の局在がどこにあるかを機能的に証明することで可能であるが，エコーは外来初診時においても，肘上から肘下まで連続的に尺骨神経を観察することで形態評価を行うことが可能であり有用である．

　MRIによるUNE評価については，T2強調画像で肘部尺骨神経の高信号所見が診断に有用とされるが[11]，健常者でも60％以上にT2高信号所見を認めるという報告もあり，必ずしも有用とはいえない．

検査手順，手技上のポイント

- 内側上顆に尺骨神経に対して垂直にプローブを置くと，肘関節で形成されるV字型の神経溝の内部に尺骨神経を認めることができる．そこから上下にプローブを動かして連続的に尺骨神経の評価を行う．
- 前述した肘上，内側上顆後面や肘下（肘部管）のそれぞれで絞扼が起き得るので神経幹に沿って連続的に注意深く観察する．
- 長軸像で観察すると，"真の肘部管症候群"の場合は肘部管における圧迫と，その近位で尺骨神経の腫大を確認することができる．

a：伸展時

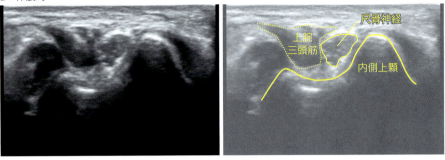

b：屈曲時

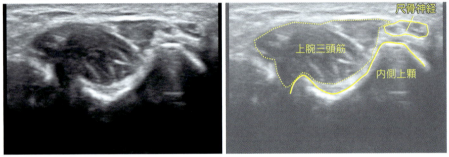

図7　肘部尺骨神経障害患者に認めた神経脱臼所見
a：神経溝内に尺骨神経，上腕三頭筋ともにおさまっている．
b：上腕三頭筋の筋腹が神経溝内にせり出し，尺骨神経は内側上顆を越えて押し出されている．

- 後述するGuyon管症候群との鑑別も重要であり，念のため，手首部尺骨神経も観察することも大切なポイントである．
- エコー検査の特徴としては，動的イメージを観察することができ，内側上顆にプローブを置いたまま，緩徐に自動的または他動的に肘関節の屈曲伸展を行いながら観察すると，関節運動によって生じる骨・腱と神経の位置関係を評価することができる．

検査所見の解釈と判定

　内側上顆の上下にわたり尺骨神経を観察し，正常上限を超える尺骨神経の腫大とその部位を確認することが重要であり，最大CSAを計測しその値と部位を記録する．（▶動画 A-1-4）
　UNEのエコー診断の感度は80％，特異度が91％と，ともに高いことが知られているが[12]，神経伝導検査と感度を比較した結果で神経伝導検査の感度が高かったとする報告や[13]，それぞれを単独で検査するよりも両者を組み合わせることで感度を97％まで高められるとした報告もある[14]．さらにCTSの場合と同様に，健常者であっても正常上限を超えてCSA増大している例はまれではないことからも，UNEの診断はエコー診断単独で行うべきではなく，神経伝導検査を併用すべきである．
　肘関節を緩徐に屈曲・伸展をさせる動的イメージでは，肘関節屈曲することで神経溝内に上腕三頭筋の筋腹が迫り出して尺骨神経を圧迫することが観察でき，ときに尺骨神経が内側

上顆の内側へ神経溝から飛び出すように変位する神経脱臼の所見を認めることがある（図7）．しかし，この神経脱臼所見は健常者でも認められることも多く，また UNE のリスク要因とすべきか議論があるため[15,16]，神経脱臼の所見のみでは異常所見とすべきではなく，あくまで CSA 増大をもって異常所見とする．

　UNE 評価を目的としたエコー手技は簡便であり，慣れれば数分で評価することが可能である．UNE はしばしば頸椎症との鑑別が問題となるので，電気生理学的検査だけでなく，頸椎MRI の施行も必要となる場合もある．エコーを外来診察室におけるスクリーニング検査として行い，インチング法による神経電気診断を施行するポイントとして，事前にエコーで CSA が最大となる部位を評価しておくことで，その後の診断・評価を円滑に進めることができる．

d Guyon 管症候群（尺骨神経管症候群）

疑いやすいが，運動障害のみの場合には筋萎縮性側索硬化症や多巣性運動ニューロパチーと誤診されることもある．

　Guyon 管症候群の診断は，通常臨床症状と X 線や CT など画像検査によりなされ，特に MRI はガングリオンや筋など軟部組織の評価に適しているので，有用な検査である．エコーも軟部組織の評価に適しており，エコーを用いてガングリオンや脂肪腫による Guyon 管症候群を診断したとする報告も多く[18〜20]，診断に有用な検査である．Guyon 管症候群の神経電気診断は容易ではなく，手掌刺激を行うことで障害の局在ができると報告があるが，実際の検査手技は難しく，汎用性に乏しい[21]．

　また，Guyon 管周辺で尺骨神経は感覚枝（浅枝）と運動枝（深枝）に分岐し，さらに深枝は豆鉤靱帯をくぐり骨間筋に向かう枝と，直接に小指外転筋に向かう枝に分かれるため，どの部位で障害を受けるかによって感覚障害のみ，運動障害のみ，運動・感覚障害ともに呈するなど，異なる症状を示す．エコーにおいては，この分枝を確認するのは神経走行や解像度の問題などで困難なことも多いが，診断に有用である症例も多く存在するので将来的な研究が望まれる．

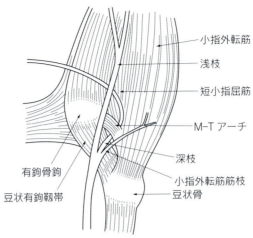

図8　Guyon 管の解剖

検査手順，手技上のポイント

- プローブを，手首から手掌に動かし尺骨神経の走行に沿って確認する．
- プローブを手首（手掌遠位皮線）を越えて遠位方向へ移動すると，Guyon 管部で尺骨神経は深部へ入り込み，枝分かれするため観察しにくくなる．しっかりとプローブを圧迫させ，角度を微妙に変えることで，尺骨神経をしっかりと描出しながら異常構造の有無と断面積の増大の有無を確認することができる．
- しかしながら，上述したように Guyon 管内部で神経がみえなくなることもしばしばあるため，Guyon 管症候群におけるエコーでの評価は難しいことも多い．超高周波プローブ（〜24 MHz 帯）が推奨される．

検査所見の解釈と判定

　Guyon 管症候群をエコーのみで診断することは決して容易ではないが，Guyon 管症候群の原因としてあげられるガングリオンや脂肪腫などの評価は，MRI よりも解像度の高いエコーが有用である．Guyon 管での CSA 増大が診断に最も重要であるが，尺骨神経手首部での CSA 増大の有無を評価するために，健側の CSA との対比による判断が有用である．

　いずれにせよ，Guyon 管症候群はきわめてまれな疾患でもあり，エコーで Guyon 管症候群と診断し得た例は，筆者も 1 例のみである．臨床症候，電気生理学的検査，ほかの画像検査との併用で最終診断はなされるべきである．

e 橈骨神経障害（radial neuropathy：RN）

超音波検査の目的

　橈骨神経は，上腕部で上腕骨にほぼ接して外側を回り込むように肘へ向かい走行する．そのため，このspiral groove部での圧迫や上腕骨の骨折に伴って橈骨神経が障害されやすい．RNの症状は手関節と手指の背屈が障害されることによる"下垂手"が特徴であるが，橈骨神経は感覚枝も含むため，前腕橈側から手背，母指・示指・中指背側にかけての感覚障害も伴う．最も多い橈骨神経麻痺の原因は，外部からの圧迫である（saturday night palsy）である．圧迫のエピソードや睡眠覚醒時に下垂手に気づいたという典型的な病歴があれば診断は簡単であり，評価は通常電気生理学的検査で行われる．そのほかの原因として，骨折などの外傷，まれに肘のガングリオンでも生じる[22]．

　骨折や圧迫機転を生じ得る病歴の聴取が得られれば，臨床症状と合わせて診断は容易である．特に骨折や外傷に伴う橈骨神経障害の場合，neurotmesisかaxonotmesisかの鑑別は整復固定のみではなく，神経縫合術の追加などの治療方針を決定するうえで非常に重要であるが，神経電気診断においてRNの評価で用いられる伝導ブロックや軸索障害の有無を確認するだけでは判断ができない．

　通常骨折で施行するX線検査やCT検査でも神経の評価は困難である．唯一MRIにおいて評価は可能ではあるが，詳細な評価には限界がある．その点エコーは，MRIでは観察できない神経の連続性や骨折・外傷部位との位置関係など，詳細な部位の評価を非侵襲的に行うことができ，患者の来院直後から迅速に検査を行えるだけでなく，繰り返し同じ条件でフォローすることも可能であるという点から利便性がある．

検査手順，手技上のポイント

- 橈骨神経の走行に沿って連続的に観察する．
- 橈骨神経の同定は，慣れれば上腕外側にプローブを当てるとspiral groove部を簡単に同定することができるが，慣れないと同定しにくいこともあるので，その場合は前腕近位部で後骨間神経を同定した後，近位に追いかけていくと上腕まで橈骨神経を観察することができる．
- 上腕部よりも近位の橈骨神経障害を疑う場合は，上腕を挙上させて腋窩（後腋窩線）まで橈骨神経を確認する．
- しかし，spiral grooveより近位側になると橈骨神経の観察は難しくなるので，プローブの操作が重要となる．
- 橈骨神経は肘部から前腕部にかけて後骨間神経と浅枝に分岐するが，浅枝を末梢まで連続的に観察することも可能である．

検査所見の解釈と判定

　RNのエコーではspiral groove部での橈骨神経断面積増大を認める[23]（図9）が，断面積増大を認めない例もあるため，電気生理学的検査も併用することが望ましい．また，障害側のみのCSA計測では神経腫大の有無が判定にしにくいことも多いので，RNを疑った場合は必

各論A　末梢神経・運動ニューロン疾患

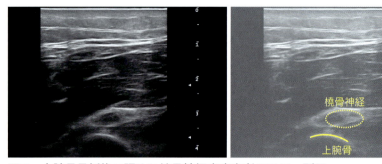

図9　上腕骨骨折後に認めた橈骨神経麻痺患者のエコー所見
橈骨神経は spiral groove 部で CSA 24 mm² と著明に増大している．

ず健側との対比をして評価する．緩徐に進行する橈骨神経麻痺の原因として，まれではあるが肘部橈骨神経を圧迫するガングリオンもあるので[22]，上腕部のみではなく肘での分岐部まで連続して観察することを推奨する．

　上腕骨骨折による RN において，エコーは骨折部位と橈骨神経の位置関係，神経断裂の有無，圧迫の程度や神経腫大の有無を非侵襲的に評価でき，初診時から検査が可能である．

　上腕骨骨折に伴う RN において，エコーは CSA の拡大や神経断裂など，障害の程度を判定できるだけなく，手術療法と保存的治療の選択決定に有用とされる[24]．また，橈骨骨折に対する観血的整復の数週間後に橈骨神経麻痺を呈した症例では，骨折の固定に用いたスクリューによって橈骨神経が圧迫されている医原性橈骨神経障害をエコーで確認できた報告もあり[25]，外傷性 RN のエコーは診断だけでなく，周術期や術後の follow に有用である．

　特発性 RN でも，前述した特発性 PIN に認める"砂時計様くびれ"を呈することが知られている[26]．そのほか，橈骨神経浅枝における限局性障害もまれに認めるが，直径がきわめて細いため MRI での評価はほぼ不可能である．エコーはこのような微小な神経の評価にも適しており，過去にも schwannoma や traumatic neuroma のような神経腫，血管炎による多発性単神経炎による橈骨神経浅枝の focal neuropathy をエコー診断した報告が存在する[27,28]．

後骨間神経障害（posterior interosseous neuropathy：PIN）

🔊 超音波検査の目的

　後骨間神経は肘の近くで橈骨神経より分岐する純運動枝である．後骨間神経障害の場合は総指伸筋を含む手指伸筋群が障害されるが，長橈側手根伸筋の運動が保たれているため，手首の背屈運動は可能であるにもかかわらず手指伸展ができない"下垂指"を特徴的所見として認める．原因はガングリオン，脂肪腫，破格の血管や過度の前腕の内外旋運動などに伴う回外筋入口部（Frohse のアーケード）での圧迫など，さまざまな原因により生じる．

　臨床症候に電気生理学的検査と MRI など，画像検査を組み合わせて診断がなされるのが一般的であるが，PIN のエコー診断に関する有用性の検討をした報告は散見されるのみである[9,29,30]．

1. 絞扼性末梢神経障害（上肢）

a：健常者

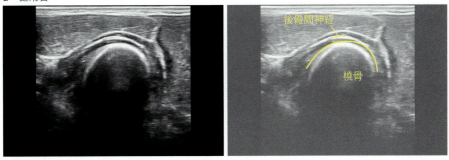

b：図5と同患者

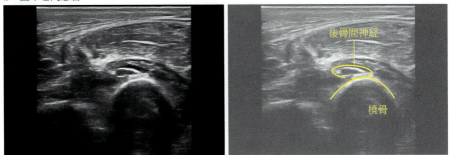

図10 健常者と上腕骨折後に認めた橈骨神経麻痺患者の後骨間神経エコー所見
健常者の後骨間神経は扁平でCSA 1 mm²であるが（a），bでは後骨間神経は低エコー輝度に変化しCSA 7 mm²と著明に腫大している．

検査手順，手技上のポイント

- 上肢を肘関節をやや屈曲させ前腕回内位に保ち，橈骨神経から分岐した後骨間神経を注意深く連続的に観察する．
- 前腕背側の上1/4を目安にプローブを置き，短軸像で観察すると，腕橈骨筋と橈側手根伸筋の深層に後骨間神経を確認することができる（図10）．
- 前後にプローブを動かすと，後骨間神経は回外筋の内部，ときに表層を左右にすべるように動いてみえるので同定しやすい．
- 後骨間神経はCSA 1 mm²前後の細い神経であり，2～3本程度の分かれてみえることも多い．
- 回外筋に挟まれる破格もあるため[31]，CSAの計測が難しいので，明らかな神経腫大や異常構造物がないかを主に確認する．

検査所見の解釈と判定

PINを疑う場合，まずFrohseのアーケード周囲での神経腫大がないかを観察するが，圧迫があればFrohseのアーケード入口部から近位にかけての神経腫大を認める．また，ガングリオンや脂肪腫など，異常構造物による圧迫の有無についても観察する．Erraらは，上腕骨骨折に伴う橈骨神経麻痺患者の約半数でFrohseのアーケードにおいて後骨間神経の腫大を認

めたと報告しており[32]（図 10），同部の観察が最も重要である．この発症機序については，上腕骨骨折によって橈骨神経に外的張力が加わることで引き伸ばされるが，可動性に乏しい生理的絞扼部である Frohse のアーケードで後骨間神経が二次的に圧迫される機序が推察されている[32]．また特発性 PIN のエコー所見では，前骨間神経麻痺と同じく"砂時計様くびれ"を認めることが指摘されており[9,33]，本症におけるエコー検査でも形態的特徴をとらえやすい．

　圧迫性・絞扼性末梢神経障害は，外来で診察する単神経炎の最も多い原因である．特にエコーは圧迫性・絞扼性ニューロパチーの評価には有用であり，慣れれば外来においても初診時に簡便に短時間で行うことができる．エコーのみでの診断には注意が必要であるが，画像検査や電気生理検査を行うか，あるいはどちらを優先して行うかの判断をするためのスクリーニング検査として非常に有用であると考える．

［塚本　浩］

各論
A. 末梢神経・運動ニューロン疾患

2 絞扼性末梢神経障害（下肢）

a 腓骨神経障害

超音波検査の目的

　腓骨神経障害は，下肢において最も頻度の高い単神経障害である．総腓骨神経は膝関節後方で坐骨神経より分岐し，膝外側にある腓骨頭の後ろを巻きつくように走行する．下腿全面の長腓骨筋の深部で，総腓骨神経は浅腓骨神経と深腓骨神経に分かれる．浅腓骨神経は長・短腓骨筋に筋枝を送り，また下腿外側の皮膚にも分布する．さらに下腿下 1/3 で内側足背皮神経と中間足背皮神経に分かれており，足背の皮膚の大部分に分布する．腓骨神経は表層を走行し，骨組織に近接していて移動性も乏しいため，外部からの圧迫により神経障害が起こりやすい．絞扼の好発部位は腓骨頭周辺部位である．障害部位にもよるが，腓骨神経障害の主症状は，下腿の外側から足背，そして第五趾を除いた足趾背側の感覚障害と，足関節と足趾の背屈が障害される下垂足（drop foot）である．

　腓骨神経障害のリスク因子は，手術中の体位による圧迫，大幅な体重減少，糖尿病などがあげられる[1]．また腓骨神経は intraneural ganglia の好発部位でもあり，これも腓骨神経障害の一因となり得る[2,3]．

　腓骨神経障害における神経超音波検査の目的は，障害部位の同定とその原因検索である．腓骨神経の障害部位同定のゴールドスタンダードは神経伝導検査であるが，Visser らの研究では，30％の症例において神経伝導検査による機能的障害の部位同定が困難であったと報告されている[4]．神経超音波検査を併せて行うことにより神経障害部位の同定の確率がより高まり，正確な解剖学的情報を得られることで治療へとつながる．

検査手順，手技上のポイント

- 総腓骨神経は，膝関節の部位であれば，臥位でも，腹臥位でも観察可能であるが，側臥位が最も詳細な観察ができる．
- 坐骨神経からの分岐部位から腓骨頭を通過する部位までを観察する．
- 腓骨頭周囲で総腓骨神経は蛇行しているため，長軸の画像を描出することは困難なことが多い．横断像ならば，坐骨神経からの分岐部位から腓骨頭までは描出可能で，ときに，より遠位の浅・深腓骨神経への分岐部位まで描出可能である．
- 局所的な神経腫大の有無の証明のため，可能であれば，横断像で腓骨頭より近位から腓骨頭を越え遠位までの走査を動画で記録しておくとよい．
- 腓骨頭レベルの断面積測定がスタンダードであるが，観察可能範囲内で局所的な腫大がないかどうか，また筋肉の浮腫，腫瘍など，神経以外の圧迫の原因となり得る所見がないかどうかを観察することが重要である．

a：健側（RT）の腓骨頭部における腓骨神経

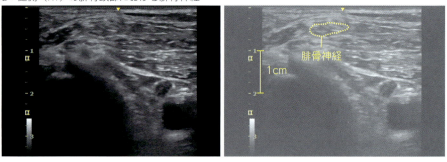

b：患側（LT）の腓骨頭部における腓骨神経．健側と比較し，腫大を認める．

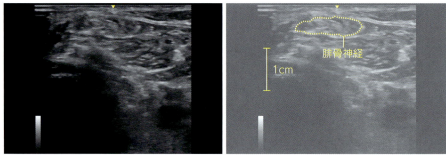

図1　82歳男性　左腓骨神経麻痺の神経超音波検査所見（画像提供：徳島大学病院　高松直子技師）

検査所見の解釈と判定

　神経超音波検査において，局所的絞扼による腓骨神経障害の典型的な所見は局所的な神経断面積増大である（図1）．Visser らは，総腓骨神経麻痺を有する患者において，障害の好発部位と考えられている腓骨頭部位の局所的な神経断面積増大を認めた割合は55%，さらに腓骨頭部位よりも3 cm 近位部では71%であったと報告している[3]．障害部位の同定のためには腓骨頭部のみの観察では不十分であり，腓骨頭周辺部の観察も十分に行う必要がある．また近年，客観的かつ定量的な方法として，神経横断像における低輝度部分の割合を画像解析ソフトで解析することにより，腓骨神経障害群と健常者群を高い感度と特異度で区別できたとする報告がある[5]．今後，汎用性が高く，容易に施行が可能な，客観的かつ定量的な新たな方法論が確立されることを期待したい．

　腓骨神経の障害の程度と神経超音波検査所見の関係については，Tsukamoto らが，腓骨頭部の伝導ブロックのみの症例では神経断面積は増大しないが，軸索障害を伴う症例では断面積が増大しており，神経断面積の増大と複合筋活動電位振幅の減衰には強い相関があったと報告している[6]．このことは，腓骨神経障害の診断において，神経超音波検査は絶対ではなく，あくまで神経伝導検査と合わせて行うことが重要であることを示している．

　一方で，神経超音波検査の強みは形態学的変化を観察できることである．腓骨神経障害の原因は，多くの場合圧迫であると考えられがちであるが，神経内ガングリオンも腓骨神経障害の原因として，常に考えておく必要がある．Visser らは，神経超音波検査を用いて，総腓

骨神経障害患者の18%に神経内ガングリオンを認めたと報告している[2]. また, 近年Grantらは, 神経内ガングリオンだけでなく, 脂肪腫や周囲の筋の浮腫・手術による欠損も腓骨神経障害の原因となり得, 神経超音波検査で原因の同定が可能であったと報告している[7]. 圧迫以外の原因が同定されれば, 外科的治療にて症状進行の停止, 症状改善が見込める場合もあるため, 腓骨神経障害の原因を同定することにおける神経超音波検査による形態学的評価の有用性は高い.

b 脛骨神経障害（足根管症候群）

超音波検査の目的

まれではあるが, 脛骨神経の絞扼性障害として足根管症候群があげられる. 脛骨神経は膝関節後方で坐骨神経より分岐し, 膝窩動静脈の内側に沿って下行し, ヒラメ筋の深側に入り, 後脛骨動脈に沿って下腿を下行する. 下腿では下腿後側の筋へ筋枝を送る. 屈筋支帯を通った後, 内側足底神経と外側足底神経に分かれる（図2）. この屈筋支帯と骨により形成される足根管部にて, 何らかの原因で脛骨神経またはその分枝に圧迫が生じると, 足趾・足底部にしびれ感, 灼熱感を引き起こす. これが足根管症候群の典型的症状であり, ときに夕方になるにつれ増悪する, 夜間に痛みで起きる, 足底筋の筋痙攣を起こすなどの症状を認める. 神経伝導検査を用いて診断することはしばしば困難で, 病歴と診察所見から判断せざるを得ない場合が多い.

足根管症候群の原因としては, 外傷, 腱や過剰な筋, または筋肥大による圧迫, 骨の奇形, 神経内ガングリオン・脂肪腫などの腫瘍, 静脈瘤などがあげられる. 真の有病率は, 診断のゴールドスタンダードがないためはっきりしないが, 過去の報告では, 神経超音波検査を用いて60〜80%の足根管症候群の症例で原因を同定している[8].

脛骨神経障害における神経超音波検査の目的は, 病歴と診察所見から判断した足根管症候群の診断の補足とその原因の同定である.

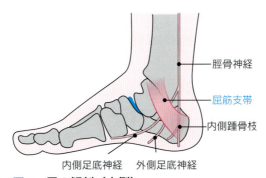

図2 足の解剖（内側）

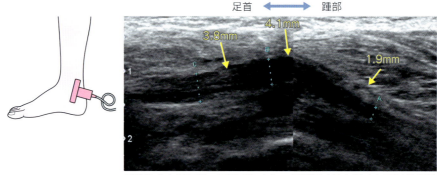

足首から内果に沿って足底に向かって描出すると腫大している脛骨神経を観察できる.

図3　足根管症候群の神経超音波検査所見

検査手順，手技上のポイント（図3）

- 脛骨神経は足関節部では内側を走行しており，足根管の近位から内側・外側足底神経への分岐する部位まで観察するには，側臥位が最も適している.
- 足根管部やその周囲で物理的に神経を圧迫する構造物がないかどうか，静脈瘤の存在を疑う所見となる足根管の遠位の静脈の拡張がないかどうかを観察することが重要である.
- 検査施行の際に，足根管部を軽く叩く，またはプローブで脛骨神経を圧迫することで足底のしびれ感が出現することも，足根管症候群の診断を支持する所見である（Tinel徴候）.

検査所見の解釈と判定

　足根管症候群の原因は多岐にわたるため，検査所見もさまざまである．Fantinoらによる81人の足根管症候群患者に対する神経超音波検査所見の報告では，足底の静脈瘤を含む血管異常が原因であった患者が最も多く，全体の32％を占めていた．超音波検査では，静脈の怒張により足底神経が圧迫をされている所見が診断の鍵となる．そのほか，彼らの報告では，神経鞘腫や母趾外転筋の肥大などが原因として同定された.

　神経においては，断面積の局所的な増大がみられる．Samarawickramaらの報告では，電気生理学的に足根管症候群と診断された9肢のすべてで局所的な神経断面積増大がみられた．原因はFantinoらの報告同様さまざまだが，いずれの異常所見も，屈筋支帯の近位縁よりも遠位にみられたとされている[9]．足根管症候群を疑う場合，屈筋支帯直下から遠位にわたり詳細な観察をすることで異常を検出できる.

　上に述べてきたように，希少な疾患ではあるが，足根管症候群において神経超音波検査による異常所見の検出率は高く，神経伝導検査と合わせて行うことが正確な診断につながる.

c 外側大腿皮神経障害（感覚異常性大腿神経痛）

超音波検査の目的

感覚異常性大腿神経痛（meralgia paresthetica）は，外側大腿皮神経の障害で起こり，下肢の絞扼性神経障害のなかで腓骨神経障害に次いで2番目に多い．外側大腿皮神経は腰神経叢から起こり，大腰筋の外側から出て，上前腸骨棘に向かう．その後，鼠径靱帯の下を通り，大腿へ至る．前枝と後枝に分かれて，それぞれ大腿外側部の前面と後面の皮膚に分布する．感覚異常性大腿皮神経の症状は文字通り，大腿前面・側面の痛み，しびれ感，灼熱感である．筋力低下は生じない．

障害の好発部位は上前腸骨棘の近位である．特発性の多くでは，肥満による鼠径部の圧迫が原因となる．二次性の原因としては，骨盤，大腿部の手術があげられる．

診断は臨床症状と神経伝導検査によりなされるが，神経伝導検査は，肥満などの要因で外側大腿皮神経の刺激が困難，神経の走行に解剖学的な個別差がある（鼠径靱帯の上部を走行するか，下部を走行するか）などの理由により，正確に施行することが難しい場合が多い．

感覚異常性大腿神経痛における神経超音波検査の役割は，神経伝導検査の弱点を補うべく，外側大腿皮神経の解剖学的な位置を確認し，局所的な異常所見の有無を観察することである．

検査手順，手技上のポイント

- 外側大腿皮神経は，上前腸骨棘のレベルでの直接の同定は困難なことが多く，縫工筋の表面に位置している鼠径靱帯より8～10 cm遠位から観察を行う．
- その後，近位まで神経走行に沿って観察し，鼠径靱帯の上部を走行しているか，下部を走行しているかを観察する．
- 上前腸骨棘の近位で神経断面積が最大となる部位で神経断面積を測定する[10]．

検査所見の解釈と判定

感覚異常性大腿神経痛においても，局所的な神経断面積の増大が典型的な異常所見である．Suhらの報告では，外側大腿皮神経の神経断面積の中央値は，健常群において3 mm^{2}で，感覚異常性大腿皮神経の患者群において，障害側で11 mm^2，健側で6.5 mm^{2}という結果であった．カットオフ値を5 mm^{2}とすると，感度95.7％，特異度95.5％と報告している[11]．神経断面積の正常値については人種差があるため，本邦の外側大腿皮神経の健常データが存在しない現時点では，健側と障害側を比較することが最も有用である．また，神経断面積の増大があり，かつ鼠径靱帯の上部を走行していれば，外側大腿皮神経の転位手術も治療のオプションの1つになり得る．このように，神経超音波検査を用いて局所的な神経断面積増大の有無と，神経走行の解剖学的位置を確認することが正確な診断と治療を見出すことにつながる．

d モートン病

超音波検査の目的

　モートン病とは，前足部の底側趾神経における圧迫性神経障害である．底側趾神経は，脛骨神経の終枝である内側足底神経と外側足底神経から分岐し，中足骨の下およびその間を通り，遠位に広がって足趾を支配する．足の中足指節関節（MP関節）および指節間関節の足底側にある深横中足靱帯と，地面や靴などにより圧迫や刺激を受け，底側趾神経が障害される．特に第3中足骨頭間ではスペースが狭く，圧迫が起きやすい．底側趾神経が慢性かつ反復性に障害されることにより，同部位に神経肥厚が発生する．これはモートン神経腫（Morton's neuroma）と呼ばれるが，実際には腫瘍性ではなく圧迫による変化であるため，真の神経腫ではない[12]．

　モートン病の原因は，つま先の幅が狭い靴，ハイヒールによるつま先の過伸展，MP関節の炎症，深横中足靱帯の肥厚，前足部の外傷，ランニング，サッカー，バスケットボールなどの足に負荷のかかるスポーツ，開張足変形などの構造異常，脂肪腫などの腫瘍性病変である．一般的な症状は中足骨頭間の足底痛（灼熱痛や電撃痛などの神経痛）であり，半数弱では足趾の疼痛も伴う．ハイヒールや窮屈な靴を履いて歩くと悪化し，靴を脱いで足を安静にしていると改善する．このような疾患の特性上，中年女性に多い[13]．

　モートン病における神経超音波検査の主な目的は，診断および障害部位の同定，その原因検索である．Quinnらは，モートン病を疑われた症例で神経超音波検査を用いることで，85％の症例で正確にモートン病と診断できたと報告している[14]．また，Levitskyらの研究では，28％の症例において，症状から予測される中足骨頭間ではなく，その隣の中足骨頭間にモートン神経腫を認めた[15]．2015年に発表された2つのメタアナリシスでは，モートン神経腫の検索において神経超音波検査はMRIと同等の感度であり，感度は約90％，特異度は約85％であったと報告されている[16,17]．神経超音波検査は診断および障害部位の同定に非常に有用であり，治療へとつなげることができる．

検査手順，手技上のポイント

- 底側趾神経は，足底面から観察するのが一般的である．
- 足底のアーチ部から足趾の付け根の部分にかけて，中足骨間を観察する．
- プローブを持っていないほうの手で足背から一定の圧をかけ，観察部位をプローブと挟むことで中足骨間を広げることができ，観察しやすくなる．
- 局所的な神経腫大があった場合，縦断像および横断像の静止画記録に加え，横断像で中足骨近位から足趾の付け根まで走査し，動画を記録しておくとよい．
- 底側趾神経自体だけではなく，神経周囲に脂肪腫や滑膜嚢胞など神経圧迫をきたす外的要因が存在しないか，よく観察することが重要である．
- 臨床症状から病変の存在が疑われる中足骨間に加え，隣接する中足骨間も観察する．

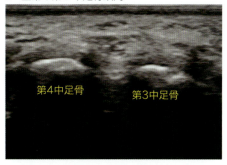
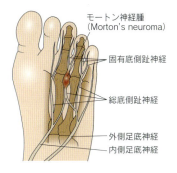
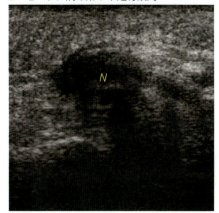
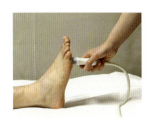

図4　モートン病の神経超音波検査所見
(b：Sofka CM et al：With contrast optimization in sonography of low-contrast musculo-skeletal lesions and structures in the foot and ankle. J Ultrasound Med **24**：215-218, 2005 より許諾を得て転載)

検査所見の解釈と判定

　正常例において，中足骨頭間における底側趾神経は，神経超音波検査では観察が難しい．モートン病におけるモートン神経腫では，中足骨頭間に腫瘤が観察される（図4）．筋肉よりも低輝度で，内部構造は不均一に描写され，正円ではなく楕円形や紡錘形など不整な形をしているものが多い[12,14,18]．境界は不明瞭なことが多いが，境界明瞭なものもある[14]．サイズについては，Cohenらの報告では，幅6±2 mm（平均±標準偏差），高さ9±5 mm，長軸方向13±6 mmであった[12]．モートン神経腫と類似する所見を示す他の腫瘤性病変としては，脂肪腫，滑液包炎，神経節嚢胞，腱鞘の巨細胞腫などがある[14]．

　Gimberらの研究では，モートン病をレーザー治療した前後で神経超音波検査を行い，モートン神経腫の形状変化を報告した．それによると，治療前は長径で平均4.1 mm（range 2.0～12.0 mm），治療後は2.3 mm（0.8～4.5 mm）であり，59％の症例でサイズの縮小を認めた[18]．神経超音波検査は治療効果判定にも有用な可能性がある．

　モートン病の診断において，神経超音波検査はMRIと同様に有用なツールとなる．MRIは神経超音波検査よりも広い範囲を描写できるため，モートン病以外の原因・病理を除外でき

るという利点がある．一方で，神経超音波検査は超音波ガイド下でのコルチコステロイド局所注射など治療にも応用できる．習熟すれば，手軽で非常に強力な診断・治療ツールとなる．

［辻 有希子・能登祐一］

各論　A. 末梢神経・運動ニューロン疾患

3 遺伝性末梢神経障害

遺伝性の末梢神経疾患において，超音波検査が診断に有用である疾患は主に，Charcot-Marie-Tooth 病（CMT）と神経線維腫症があげられる．

a Charcot-Marie-Tooth 病（CMT）

超音波検査の目的

CMT は遺伝性運動感覚性ニューロパチーの総称であり，その臨床病型，遺伝形式，原因遺伝子は多様である．次世代シークエンサーの出現など近年の技術革新により，CMT の多くの原因遺伝子が同定されてきており，現在その数は 50 を超える．CMT は，神経障害の種類（脱髄型，軸索障害型）と遺伝形式（常染色体優性，常染色体劣性，X 染色体性）により分類される．主な分類を表 1 に示す．脱髄型で常染色体優性遺伝形式のものは CMT1，軸索障害型のものは CMT2，脱髄型で常染色体劣性遺伝形式のものは CMT4，X 染色体性遺伝形式のものは CMTX と呼ばれている．神経障害が脱髄型か，軸索障害型かは，CMT においては便宜上，神経伝導検査における上肢の正中神経の運動神経伝導速度（MCV）38 m/s を境として決定される．38 m/s 以下であれば脱髄型，38 m/s 以上であれば軸索障害型と判断する．

原因遺伝子がさまざまで，臨床病型が多様な CMT の確定診断は遺伝子検査による．その状況下で，CMT における神経超音波検査の役割は，一般病院での外来検査レベルで神経伝導検査と組み合わせることで，① CMT の subtype を遺伝子検査前に予測し，的を絞った検査を可能にすること，また ② CMT と臨床的に類似する他疾患を鑑別すること，であろう．そのためにはまず，CMT の subtype ごとの神経超音波検査所見，また慢性経過の免疫介在性ニューロパチーである慢性炎症性脱髄性多発神経炎など，CMT と類似した臨床経過をとる疾患の神経超音波検査所見との相違を知っておく必要がある．

検査手順，手技上のポイント

- 末梢神経超音波検査の手技は通常と同様である．神経根から遠位部まで全体を描出する．
- 手根管，肘部管，腓骨頭部などの絞扼部位の神経腫大が特徴である CMT の subtype もあるので，局所的な断面積増大の有無にも注意して観察を行う．

検査所見の解釈と判定

CMT1A，CMT1B，CMT2，CMTX1，遺伝性圧脆弱性ニューロパチー（HNPP）の 5 つの subtype の検査所見について順に述べる．

表1 Charcot-Marie-Tooth 病（CMT）の分類

	CMT1	CMT2	CMT4	CMTX	HNPP
遺伝形式	常染色体優性遺伝	常染色体優性・劣性遺伝	常染色体劣性遺伝	X染色体性遺伝	常染色体優性遺伝
末梢神経の障害パターン	脱髄型（正中神経運動成分の伝導速度が38 m/s 以下）	軸索型（正中神経運動成分の伝導速度が38 m/s 以上）	脱髄型（正中神経運動成分の伝導速度が38 m/s 以下）	主に中間型（正中神経運動成分の伝導速度が左右で38 m/sをまたぐ）	主に生理的絞扼部位にて脱髄型末梢神経障害を繰り返す
主な原因遺伝子	PMP22, MPZ など	MFN2, NEFL など	EGR2 など	GJB1 など	PMP22

HNPP：hereditary neuropathy with liability to pressure palsies（遺伝性圧脆弱性ニューロパチー）

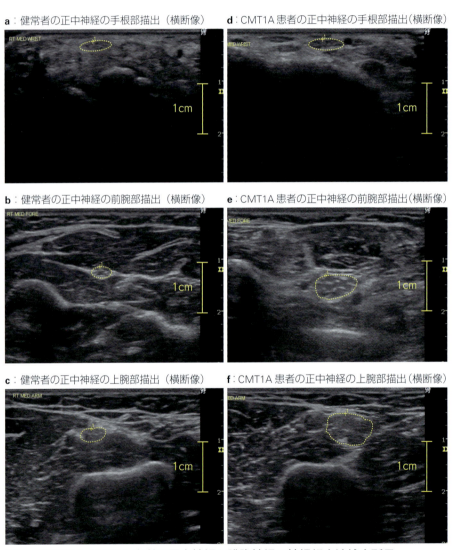

図1　健常者とCMT1A患者の正中神経と腓腹神経の神経超音波検査所見
CMT1A患者の正中神経のいずれの部位（d, e, f）においても，健常者に比し（a, b, c），神経断面積（黄色の点線で囲まれた面積）が著明に増大している像が観察できる．

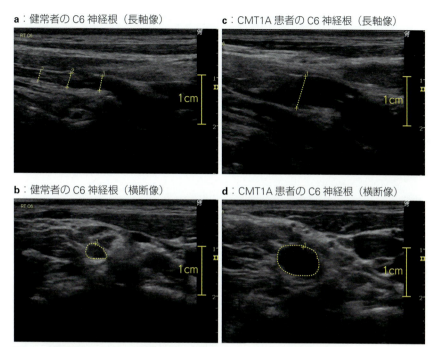

図2　健常者とCMT1A患者のC6神経根の神経超音波検査所見
CMT1A患者のC6神経根の長軸像（c），横断像（d）にて，健常者（a, b）に比し，神経根直径（cにおける黄色の十字印間の距離），神経断面積（黄色の点線で囲まれた面積）が著明に増大している像が観察できる．

1）CMT1A

　CMT1Aは常染色体優性遺伝形式の脱髄型CMTの1つで，主要なミエリン構成タンパクの1つであるPMP22（peripheral myelin protein 22）をコードする*PMP22*遺伝子異常により起こる．*PMP22*を含む17p11.2の1.4 Mbのゲノムの重複（*PMP22* duplication）により，PMP22タンパク発現量が増加することが原因とされている．CMT1Aの頻度は，CMT全体の50〜60％，脱髄型の約70％であり，日常診療で最も遭遇することの多いCMT subtypeである．

　典型的な所見は，神経の全長性の腫大である．末梢神経の近位から遠位まで，正常の約2.5〜3倍の断面積増大がみられる（図1）[1〜3]．遠位は近位に比し相対的に腫大の程度が小さい．神経根も同様に断面積増大，直径の増大を認める（図2）．正中，尺骨神経での腫大は明らかであるが，腓腹神経においては，健常群と有意差をもって神経腫大がみられるとする報告と，一部の患者にしか認めないとする報告があり[4]，今後のさらなる検討が必要である．CMT1A患者は遺伝性疾患であるため，小児期から症状を呈し，医療機関を受診することが多いが，その際にも神経超音波検査は診断に有用である．CMT1A患者は，1〜2歳の時点ですでに神経断面積の増大がみられ，その後年齢とともに，健常者と比較して不釣り合いに断面積が増大していく[5]．また，これまでに神経断面積と神経伝導検査所見または臨床的パラメーターの相関をみた報告がいくつかあり，神経断面積と，神経伝導速度・複合筋活動電位

振幅もしくは感覚神経活動電位振幅の間には負の相関関係がある[2,3]．また，神経断面積と疾患重症度には正の相関があることが報告されている[3,5]．CMTにおける神経超音波検査による神経断面積測定が臨床試験などの客観的評価マーカーになり得るかどうかは，今後さらなる検討が必要である．他疾患の鑑別に話を移すと，長期経過の慢性炎症性脱髄性多発神経炎患者は，CMT1Aと同程度の断面積増大を呈することがあり，鑑別を要する[6]．その際には，手関節部のみでなく，前腕部・上腕部などの神経中間部での神経断面積測定が有用であり，CMT1A患者のほうが神経中間部で断面積増大を認める確率が高い[7]．

2）CMT1B

CMT1Bも常染色体優性遺伝形式の脱髄型CMTの1つで，1q22に存在するP0タンパク（myelin protein zero）をコードする*MPZ*遺伝子の変異により起こる．脱髄型CMTの約5〜10％を占める．小児早期の発症例は重篤な運動障害に至ることが多い一方，成人発症も存在し，臨床的重症度はさまざまである．*MPZ*遺伝子の変異は200種類以上報告されており，遺伝子変異の種類と臨床症状に相関が認められている．P0タンパクは末梢神経の髄鞘を構成する主要なタンパクであり，コンパクトな髄鞘の形成に関与するが，遺伝子変異による変異タンパクがミエリンの形成・維持を障害することが原因と考えられている．

神経超音波検査所見は，CMT1A患者と同様に，全長性に神経断面積増大を認め，その程度は健常者の約3倍でCMT1A患者と同程度である．脳神経においても軽度の神経腫大を認めるが，腓腹神経の断面積が軽度減少するという特徴がある[8]．

3）CMT2

CMT2は軸索障害型CMTを指し，発症年齢や重症度は，原因遺伝子によりさまざまである．最も頻度の多いものが，ミトコンドリア同士を結合するタンパクであるmitofusin2をコードする*MFN2*遺伝子異常によるCMT2Aで，CMT2型の約10〜20％を占める．

神経超音波検査所見は，神経断面積は軽度増大の傾向がある．軸索障害型では断面積が減少するであろうという予測に反し，これまでのところ，軽度増大の報告のみである[1,2]．

4）CMTX

CMTXはX染色体性の遺伝形式のCMTで，type 1〜type 5の5種類が知られている．最も多いものがtype 1であり，CMTX1と呼ばれる．CMTのなかでCMT1Aに次いで多く，CMT患者の約10％程度を占める．Connexin32というタンパク質をつくる*GJB1*遺伝子異常で起こる．

神経超音波検査所見は，神経断面積が軽度減少しているという報告，軽度増大がみられるという報告の双方があり，一定の見解はなく，健常者と明らかな違いはないと考えられる．CMTXは，病理学的にも，神経伝導検査においても，末梢神経に不均一に異常を認めるsubtypeであり，神経超音波検査においても不均一性がある可能性がある．

5）遺伝性圧脆弱性ニューロパチー（HNPP）

　　HNPPは常染色体優性遺伝形式で，CMT1Aと同じ原因遺伝子 *PMP22* の1コピーの欠失で起こる．単一神経における急性発症の再発性無痛性の限局性感覚・運動ニューロパチーである．主に生理的絞扼部位に対する軽度の外傷的要因で発症する．

　　神経超音波検査所見は，CMT1Aのように全長性に神経腫大があるわけではなく，生理的絞扼部位での軽度の断面積増大が特徴である．一方で，正常所見例も存在するため，注意が必要である．生理的絞扼部位の神経断面積と，神経伝導検査における遠位潜時の相関を検討した報告があるが，明らかな相関関係は認められていない[9]．神経超音波検査の役割はHNPPの診断ではあくまで補助的である．

b　神経線維腫症

超音波検査の目的

　神経線維腫症Ⅰ型（NF1，フォン・レックリングハウゼン病）は，常染色体優性の遺伝性疾患であり，カフェ・オ・レ斑，神経線維腫という特徴的な皮膚病変を主徴とし，そのほか骨，眼，神経系，副腎，消化管など，さまざまな臓器に多彩な病変を生じる母斑症である．出生約3,000人に1人の割合で生じ，本邦の患者数は約40,000人と推定される．罹患率に性差や人種差はない．NF1は *NF1* 遺伝子のヘテロ接合体の変異が原因である遺伝性の疾患であるが，患者の半数以上は孤発例（突然変異）である．遺伝子検査は可能であるが，小児期に臨床症状をもとに診断されることが多い[10]．

　神経線維腫は，主には，常色あるいは淡紅色の軟らかい皮膚病変で，思春期頃より全身に多発する．まれではあるが，20％の症例で末梢神経内に結節状の神経線維腫（nodular plexiform neurofibroma），10％の症例でびまん性の神経線維腫（diffuse plexiform neurofibroma）がみられる．また，神経の神経線維腫は，末梢神経とは無関係に皮下や腹腔内に数珠状に多発する場合もある．悪性末梢神経鞘腫瘍は神経の神経線維腫に続発することがあり，予後不良因子であるため，早期の根治切除術が必要である．本疾患では，新規病変の出現の把握などを目的に，1年に1回の専門医による診察によるフォローアップが推奨されている．前述のように，末梢神経の神経線維腫は悪性であることもあるため，定期的な神経超音波検査による全身の末梢神経の神経線維腫の存在位置，増大の有無，新規病変の把握は，治療介入の判断などの面において臨床上有用である可能性がある．

検査手順，手技上のポイント

- 末梢神経超音波検査の手技は通常と同様であるが，全身の神経線維腫の局在を明らかにするために，末梢神経の神経根から遠位部まで全体を描出する．
- また，皮下にも神経の神経線維腫が出現することもあるため，身体診察により皮下腫瘤などを認めた場合には，皮下腫瘤の超音波検査による観察も併せて行う．

検査所見の解釈と判定

均一で神経束の構造の保たれた CMT の神経超音波検査所見とは対照的に，NF1 でみられる神経超音波検査所見は，不均一で不規則である（図 3, 4）．長軸像にて局所性，またはびまん性に不均一な神経腫大を認める．これは NF1 に特異的である．短軸像では内部の神経束構造がみられず，不均一に低輝度を呈する．この所見は，全身のいかなる神経においても認められ得る．超音波検査にて神経のみの所見から良性か悪性かを判断することは困難であるが，広範な内部の壊死・出血，境界不明瞭，周辺組織への浸潤，浮腫，石灰化，直径 5 cm が悪性末梢神経鞘腫瘍を疑う所見とされており，神経だけでなく，周囲の軟部組織も含めた超音波検査の所見で判断することが重要である[11]．

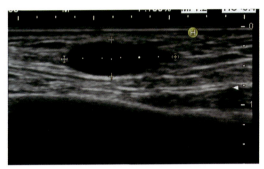

図 3　NF1 の神経超音波検査所見①
皮下に 2～3 mm 大の低輝度腫瘤を多発性に認め，神経線維腫と考えられる．
（画像提供：徳島大学病院　高松直子技師）

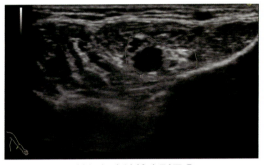

図 4　NF1 の神経超音波検査所見②
左正中神経の肘部短軸像を示す．著明に腫大した末梢神経を認める［断面積 41 mm^2（正常：＜12 mm^2）］
（画像提供：徳島大学病院　高松直子技師）

［能登祐一］

各論　A. 末梢神経・運動ニューロン疾患

4 炎症性末梢神経障害（CIDP/GBS）・ポリニューロパチー

1 炎症性末梢神経障害

a 慢性炎症性脱髄性多発神経炎（CIDP）

🔊 超音波検査の目的

　慢性炎症性脱髄性多発神経炎（CIDP）は，2ヵ月以上をかけて緩徐に進行する四肢筋力低下と感覚障害を主徴とする，病因不明の後天性脱髄性末梢神経障害である[1]．びまん性，かつ対称性に運動感覚障害をきたすものを典型的CIDP（typical CIDP）と呼び，それ以外の亜型を非典型的（atypical CIDP）と呼ぶ．典型的CIDPの診断は比較的容易であるが，糖尿病，アルコール多飲など他疾患の罹患や左右非対称などがある場合，CIDPが鑑別診断にあがらないことがあり，診断までに時間がかかることがまれではない．CIDPの診断に重要なのは，神経伝導検査などの神経生理検査を用いることで伝導遅延や伝導ブロックなどの脱髄所見を証明することである．しかし，神経生理検査にも限界がある．脱髄を示唆する基準を満たさない軽症の場合や，逆に軸索変性が高度になる重症例で電気診断基準を満たさない場合では，診断に到達しないことがある．また，神経根や神経叢などの神経近位部に病変が限局する場合，神経伝導検査でアプローチが困難なために，脱髄を積極的に示唆する所見を認めないことがある．

　画像検査にて，CIDPでは末梢神経が広範な腫大を示すことが，MRIや神経超音波を用いた報告から明らかとなっている．脱髄と再髄鞘化によるonion-bulb形成および結合組織の増加が神経腫大と関連していると考えられる．

⏱ 検査手順，手技上のポイント

- 末梢神経エコーの手技は通常と同様である．神経腫大の局在を検討するために，末梢神経の遠位部および近位部，特に頸部神経根を描出する．
- 局所の神経腫大を示す絞扼性末梢神経障害では，末梢神経が圧迫部位では局所的に腫大し，それ以外の部位では正常の径および断面積を示す．それに対して脱髄性末梢神経障害では，圧迫を受けにくい部位でも腫大していることが診断に重要であるので，複数の区間での神経描出が望まれる．
- 解像度が高い機器を使用できるようなら，横断面の輝度の均一性をみる（後述）．

🔍 検査所見の解釈と判定

a）典型的CIDP

　典型的CIDPでは正常上限を超える神経腫大を認めることが多い（図1）[2]．広範な末梢神

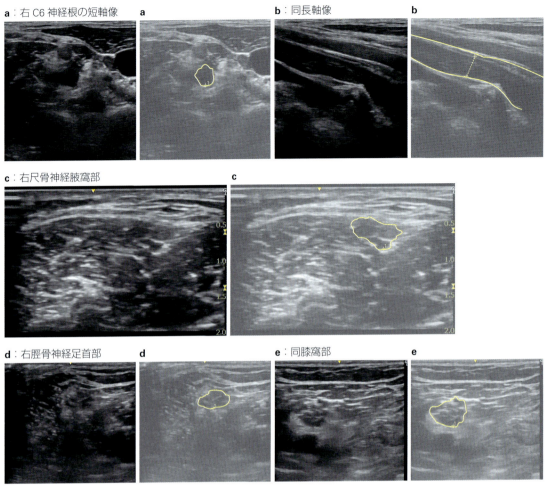

図1 慢性炎症性脱髄性多発神経炎(CIDP)の超音波検査所見

35歳男性．広範に末梢神経の腫大を認める．長軸像では末梢神経の腫大が絞扼部以外にも存在し，まだらな腫大像を示すことが特徴的である．

▶動画 A-4-1　慢性炎症性脱髄性多発神経炎(CIDP)(35歳男性)．正中神経腋窩部で末梢神経が腫大している．

経腫大を認める場合，CIDPと鑑別が必要となるのは遺伝性脱髄性末梢神経障害である．その代表的疾患であるCharcot-Marie-Tooth病(CMT)1A型では正中神経と尺骨神経に100%の腫大を認めるのに対して，CIDPでは86%に腫大を認めるという報告があり[3]，かつ一般的にCIDPでの神経腫大はCMT1A型よりは軽度である．神経腫大を認めないCIDPもある理由として，脱髄が局所的かつ一過性である可能性が考えられる．CMTは遺伝性末梢神経障害の1つであり，*PMP22*遺伝子変異による1A型が最も多い．脱髄型(CMT1型)の場合，末梢神経腫大がCIDPと同様に認められる(詳細はp93「各論A-3．遺伝性末梢神経障害」を参照)．CMTでは広範かつ高度の神経腫大が認められるのに対し，CIDPでは軽度の腫大にとどまることが多く，また神経間の差や同一神経でも部位による腫大の程度の差を認めることが多い．しかし，後述する非典型的CIDP(MADSAM)におけるよりは腫大の差は小さい．こ

れは，神経伝導検査における伝導速度の均一性と合致する．すなわち，CMT1A 型では神経伝導速度の低下の程度が異なる神経において比較的均一であり，また同一神経の遠位部と近位部における伝導速度のばらつきが小さい．CIDP では，逆に神経間の速度の差がある可能性があり，また局所での伝導遅延や伝導ブロックを示すことが多い．これらの神経生理学的所見の違いが，CIDP と CMT での神経エコー所見に反映されると思われる．

　さて，急性期の CIDP は炎症および脱髄が主体であるが，慢性期には軸索変性が主体になると考えられる．病期により末梢神経エコーでの神経横断面のみえ方が異なることが報告されている[4]．周波数の高いプローブを用いると，急性期および亜急性期には神経束がブドウの房のように腫大してみえ，全体に輝度低下を示し浮腫を示唆する．引き続く時期においては，炎症や神経変性が神経束ごとに不均一であることを示唆するように，神経束の腫大の程度が不均一となり，エコー輝度は低輝度と高輝度が混在した不均一な像となる．慢性期になると神経変性が主体となるため，神経腫大はなくなり，神経束内のエコー輝度は正常から高エコー域を示す．Grimm らの別の報告では，CIDP と診断を受けて間もない患者と慢性期の CIDP 患者において，末梢神経エコーの所見を比較した．慢性期 CIDP 例では神経腫大が広範囲で検出されたのに比較して，早期 CIDP 例では神経腫大が局所にとどまり，かつ神経近位部に目立つと報告された．

　典型的 CIDP において，神経エコーでの神経腫大と電気生理学的指標（神経伝導速度など）は相関するという報告と，相関に乏しいという報告が混在し，徒手筋力試験との相関も報告により異なる．免疫グロブリン静注療法により筋力が改善しても神経エコーでは神経腫大の改善に乏しいという報告と，改善例において神経腫大が改善したという報告が混在し，臨床指標としての意義は不明である．長期にわたる大規模な観察試験の結果が期待される．

b）非典型的 CIDP

　非典型的 CIDP における末梢神経エコーの報告は少ない．Lewis-Sumner 症候群，あるいは multifocal acquired demyelinating sensory and motor neuropathy（MADSAM）は CIDP の亜型であり，左右非対称な運動・感覚障害と伝導ブロックを主な特徴とする．神経伝導検査の所見に合致するように，神経エコーでは左右非対称の神経腫大や，局所腫大が特徴である（図2）．MADSAM では末梢神経エコーで局所の神経腫大を認め，神経伝導検査にて伝導ブロックを認める部位に合致していた[5]．多巣性運動ニューロパチー（multifocal motor neuropathy：MMN）は MADSAM に類似するが，感覚障害を認めない．MMN では緩徐進行性に左右非対称の筋萎縮と脱力を認めるため，上位運動ニューロン障害が乏しい筋萎縮性側索硬化症（ALS）と鑑別が困難なことがある．末梢神経エコーを行うと，MMN では多巣性に神経腫大を認めるが，ALS では腫大を認めないか，あっても少数にとどまることから鑑別に有用である[6]．

c）モノクローナル蛋白関連末梢神経障害

　CIDP と臨床的に類似しながらも治療法が異なる可能性がある疾患が，モノクローナルタンパク関連末梢神経障害である．末梢神経障害が初発症状となり，モノクローナルタンパク

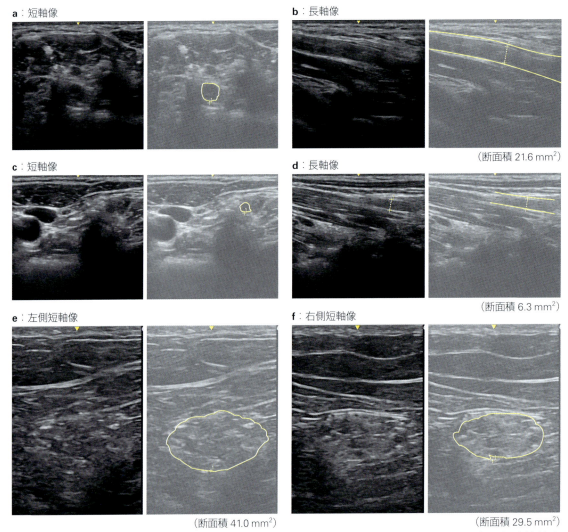

図2 multifocal acquired demyelinating sensory and motor neuropathy（MADSAM）の超音波検査所見

a, b：36歳男性. 右C5神経根は著明な腫大を示す.
c, d：それと比較して症状の軽度な左C5神経根では神経腫大を認めない.
e, f：同様に脛骨神経の膝窩部においても, 症状がより高度な左側で, より高度な神経腫大を認める.

を生成する多発性骨髄腫やマクログロブリン血症などが発見され, 抗がん剤による治療の適応となることがある. ミエリン関連糖蛋白（MAG）に対する自己抗体も検出される場合がある. モノクローナルタンパク関連末梢神経障害の大半の例では末梢神経の腫大を認めるが, CIDPと比較して末梢神経腫大の程度は低い. 抗MAG抗体の有無によって, 末梢神経エコー所見が異なる可能性が指摘されている. 抗MAG抗体陽性例は抗体陰性例に比較して, 手根管などの易圧迫部位あるいはそれ以外の局所的な神経腫大を認める可能性が高く, 抗体陰性例では神経腫大などの神経エコー異常が下肢に限局していた.

d）クロウ・深瀬症候群（POEMS 症候群）

クロウ・深瀬症候群は多発性神経炎（Polyneuropathy），臓器腫大（Organomegaly），内分泌異常（Endocrinopathy），M タンパク（M protein），皮膚症状（Skin changes）などの多彩な症状を呈する疾患で，症状の頭文字をつなげた POEMS 症候群としても知られている．POEMS 症候群は形質細胞腫が基礎に存在し，多発ニューロパチーを必須として，多彩な症状を併存する症候群である．神経伝導検査では脱髄と軸索変性が混在した所見を示し，CIDP との鑑別が困難な場合がある．Mitsuma らは，本邦の POEMS 患者 33 名に正中神経エコーを行い，手首部と前腕部において軽度の神経腫大があることを報告した．

b Guillain-Barré 症候群（GBS）

超音波検査の目的

Guillain-Barré 症候群（GBS）は，急速に発症する四肢筋力の低下を主徴とする疾患である．キャンピロバクター腸炎やサイトメガロウイルス感染が先行することが多く，抗ガングリオシド抗体が陽性となることが多い．GBSは脱髄型（acute inflammatory demyelinating polyneuropathy：AIDP）と軸索型（acute motor axonal neuropathy：AMAN）とに大きく二分され，欧米では AIDP が，アジアでは AMAN の頻度が高い．GBS で神経筋エコーを行う意義は 2 つある．第 1 点は，急性期における補助診断のためである．既往歴に乏しい健康人が急激に四肢脱力を発症する場合，GBS は鑑別診断の上位に含まれるため，末梢神経エコーは診断に必ずしも必要ない．しかし他疾患の既往があったり，進行が数週にわたる遅い進展を示したりする場合などでは GBS 以外の鑑別診断も多く含まれるため，末梢神経エコーが補助診断として有用な可能性がある．CIDP と比較して軽度ではあるが，GBS でも末梢神経の脱髄や浮腫を反映して神経腫大を認めることがある．第 2 点は，障害の定量的評価である．脱神経による筋萎縮を定量的に評価するために筋厚の定期的測定などが有用と考えられる．また，運動・感覚神経障害に加えて自律神経障害を生じると，GBS の生命・機能予後が不良となる傾向がある．迷走神経の腫大をきたした GBS 患者では，神経腫大のない患者と比較して自律神経障害が多いと報告されている[7]．

検査手順，手技上のポイント

- 末梢神経エコーや筋エコーの検査手技は通常と同様である．
- しかし人工呼吸管理などの理由で ICU で管理されている患者はベッドサイド検査となり，点滴ルートやモニタリング機器などが障害となり，エコー検査が困難となることが多い．
- 罹患早期にはエコー異常が軽度であることもあり，反復検査が有用である．

検査所見の解釈と判定

欧米での発症頻度を反映して，AIDP に対する末梢神経エコーの報告が主である．Grimm らの報告では，発症 2～3 日で検査したほとんどの神経で腫大を認めた．症状の改善に伴って 6 ヵ月後の再検では頸部神経根と迷走神経で断面積が正常化したが，末梢神経では腫大が持続した[8]．また，CIDP では急性の発症を示すことがあり，GBS との鑑別が問題となること

各論A　末梢神経・運動ニューロン疾患

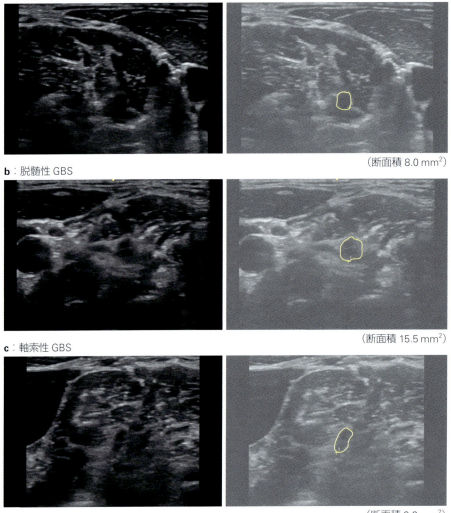

a：正常コントロール

（断面積 8.0 mm²）

b：脱髄性 GBS

（断面積 15.5 mm²）

c：軸索性 GBS

（断面積 9.2 mm²）

図3　Guillain-Barré 症候群（GBS）の超音波検査所見
CIDP と同様に末梢神経の腫大を認める．脱髄性 GBS では頸部神経根などの近位部に腫大が強い傾向がある．

（文献9より引用）

がある．急性発症 CIDP ではステロイド療法が適応となる可能性があるが，GBS では基本的にはステロイド療法の適応とはならない．少数の報告によれば，急性発症の CIDP であっても，慢性期と同様に広範な神経腫大を示す可能性がある．GBS でも神経腫大を示すため，神経エコー所見は両者を明らかに鑑別するものではないが，著明な神経腫大を認めた場合は，急性発症 CIDP の可能性が高くなると考えられる．

　AMAN における末梢神経エコーの報告は少ない．筆者らの経験では，神経腫大が最も顕著だったのは AIDP では頸部神経根だったのに対し，AMAN では正中神経手首部だった（図3，4）．GBS のタイプにより発症メカニズムが異なることから，主に障害される部位が異なる可能性がある[9]．

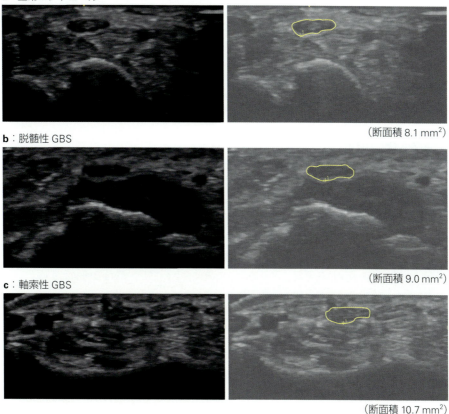

図4 Guillain-Barré症候群（GBS）のサブタイプによる神経腫大の比較
正中神経の手首部での神経腫大は軸索性GBSでは脱髄性GBSより高度であり，末梢神経遠位でより強い炎症がある可能性をもつ．

2 そのほかのポリニューロパチー

a 糖尿病性末梢神経障害

🔊 超音波検査の目的

　末梢神経障害は腎症，網膜症と並んで糖尿病3大合併症の1つであり，それらのなかでは最も早期に出現するため，病初期のうちに適切に検出し，対処することが望まれる．糖尿病性神経障害で最も多い発症パターンは四肢遠位優位の運動・感覚ニューロパチーであり，神経エコーの報告はこのタイプが主である．糖尿病患者数は多いが，末梢神経障害を検出できる神経伝導検査に習熟した施設が少ないことから，末梢神経エコーが神経障害を検出できれば臨床的に有用である．

　国内からの報告では，糖尿病性神経障害において正中神経と脛骨神経の腫大を認め，糖尿病性神経障害の重症度が上がるほど，神経腫大がより顕著である傾向があった[10]．しかしな

がら，正常人と軽度神経障害患者では神経横断面積がオーバーラップしていることから，末梢神経超音波の所見が神経障害の診断につながるものではない．末梢神経エコーは，糖尿病性末梢神経障害の進行を評価する補助マーカーとして用いられる可能性がある．

b 無髄感覚神経主体のニューロパチー（small fiber neuropathy）

超音波検査の目的

末梢神経に含まれる神経線維は軸索を取り囲む髄鞘の有無により，有髄神経と無髄神経に分けられる．無髄神経は，温痛覚を伝達する感覚伝導経路や自律神経経路に存在する．末梢神経障害の分類はいくつかある．運動神経，感覚神経，自律神経のうちでどれが障害されるか，あるいは軸索変性と脱髄のどの病理パターンか，という分類が一般的である．

まれにではあるが，有髄神経はほぼ正常に保たれながら無髄神経が選択的に障害される病態があり，無髄神経が有髄神経と比較して断面積が細いことから small fiber neuropathy と呼ぶ．

さまざまな病態で疼痛をきたすため，エコーで末梢神経を観察し，診断の補助とする．

small fiber neuropathy においては無髄神経の機能が障害されるため，疼痛，熱感，自律神経障害などを主訴とする．有髄神経機能は small fiber neuropathy では正常に保たれるため，神経伝導検査は正常であることが多く，診断に難渋することがある．small fiber neuropathy で行った末梢神経エコーの報告では，腓腹神経の断面積は正常と比べ腫大しており，有髄神経が障害される末梢神経障害と同様の所見だった．神経腫大の原因は明らかではないが，炎症による間質浮腫などが原因である可能性がある．

c ハンセン病

超音波検査の目的

ハンセン病は，らい菌（*Mycobacterium leprae*）が主に皮膚と神経を侵す慢性の感染症である．人への感染は，らい菌を多数排菌している患者との濃厚で頻回の接触により，免疫系の十分機能していない乳児期に感染するといわれている．潜伏期間は約5年〜数十年にわたり，皮膚に紅斑，白斑，丘疹，結節などの皮疹を呈する．皮疹を認める部位に知覚低下を伴うことが多いため，神経学検査として皮疹部とその周辺の触覚，痛覚，温度覚検査を行い，感覚低下の有無を確認する．

ハンセン病による末梢神経障害では末梢神経肥厚が特徴的であり，浅層に存在する大耳神経などの神経腫大は体表から観察可能である．日本人の新規患者は減少しており，毎年数名が報告されている．一方，在日外国人の発症は毎年4〜5名といわれており，ブラジルやフィリピンなどからの若い労働者が多い．世界保健機関（WHO）の統計では，新規患者は世界で年間20数万人に上り，インドでの12万人強，ブラジルでの3万人強，インドネシアの2万

人弱が上位を占める．末梢神経のSchwann細胞はらい菌の主要なターゲットであり，脱髄および軸索障害を生じるが，有髄神経のみならず表皮に侵入する無髄感覚神経も障害される．運動・感覚神経ともに障害され得るため，末梢神経エコーにて広範囲に低エコー性の神経腫脹を認めることが多い．また，活動性の炎症が存在する病期には神経内血流の増加を認めることがある．

d 末梢神経悪性リンパ腫症

🔊 超音波検査の目的

悪性リンパ腫が末梢神経系に浸潤すると末梢神経障害を生じる．悪性リンパ腫は悪性度の高い疾患であり，早期の診断と治療介入が必要である．電気生理学的検査を行うと，局所脱髄を示唆する伝導ブロックや伝導遅延を示すことがあり，CIDPの電気生理学的診断基準を満たす可能性がある．典型的CIDPと異なり，悪性リンパ腫症では症状が非対称であること，および疼痛が前面に立つことが特徴的であるが，免疫グロブリンやステロイドにて症状が改善することもあるため，診断は必ずしも容易ではない．

末梢神経超音波により，神経伝導検査において伝導ブロックを認めた箇所に一致して神経腫脹と神経内血流の増加を認める可能性がある．神経生検の位置決定にも応用できる．

e 神経痛性筋萎縮症（neuralgic amyotrophy）

🔊 超音波検査の目的

神経痛性筋萎縮症はParsonage-Turner症候群，あるいは特発性腕神経叢炎とも呼ばれ，一側上肢の神経痛で発症し，疼痛が軽快した後に限局性の筋萎縮を認める疾患である．ウイルス感染やスポーツなどの機械的ストレスが発症に先行することから，発症には複数の要因が関与すると考えられている．正確な病態メカニズムは不明であるが，腕神経叢およびその周辺の末梢神経が病変の主座と考えられる．

末梢神経エコーでは約半数の例で局所または広範な神経腫大を認めるが，約1/3の例では神経のくびれ像を示すことがある．診断は臨床所見が主であるため，神経形態を評価することで病態の広がりや，心因性疾患の除外が可能となる．

f 胸郭出口症候群（thoracic outlet syndrome：TOS）

超音波検査の目的

胸郭出口症候群は，胸郭出口部の狭窄部で神経や血管が圧迫されるために起こる一連の症候群をいう．腕神経叢の下神経幹が胸郭出口を横切る線維性索状物，頸肋，第7頸椎横突起などで圧迫されることで，短母指外転筋などが萎縮，脱力を示す真の神経原性（true neurogenic）TOS を示す．この場合，罹患筋では針筋電図により脱神経電位を生じ，内側前腕皮神経や尺骨神経の感覚神経活動電位（SNAP）の振幅が低下する．

胸郭出口での動脈あるいは静脈の圧迫による血管性 TOS は比較的まれである．Adson 試験などの手技による症状の姿勢性誘発が診断に有用とされているが，健常者でも認められることから，特異度が低いことが問題となっている．さらに論争下にある（disputed）TOS という概念があり，客観的検査で確認できない非特異的症状を呈する．

このように TOS の病態はさまざまであるが，真の神経原性 TOS で下神経幹の圧迫像が神経エコーにより確認され，同部位での線維状索状物の除圧術により症状が改善したとの報告がある．この報告の臨床的意義は現時点では不明である．先述の通り，腕神経叢の局所圧迫は健常者でもある割合で存在するものと考えられるため，神経エコーでの圧迫所見を TOS 診断のゴールドスタンダードとするのは問題がある．大規模なデータが明らかになるまでは，神経エコーにおける腕神経叢の局所圧迫所見は補助診断の1つとして慎重に判断すべきと考えられる．

g サルコイドニューロパチー

超音波検査の目的

サルコイドーシスは神経系の広範な部位に障害をきたし得る．骨格筋にサルコイド結節を認めることがあり，当該 Column「筋サルコイドーシス」（p150）に記載されている．サルコイドーシスに罹患した患者で末梢神経障害を認める患者はまれであるが，病勢が強い場合に障害されることがある．臨床病型としては，単神経障害あるいは多発単神経障害をきたす患者が約半数で，残りは多発神経障害をきたしたり Guillain-Barré 症候群様の急性障害を呈したりする．末梢神経の病理所見では，肉芽腫の浸潤や壊死性血管炎の所見を認めることが多い．

サルコイドニューロパチーの症例に神経エコーを行うと，下肢中心に神経腫大を認めることが多かったが，神経伝導検査や筋力との相関には乏しかったとの報告がある．まだ報告に乏しく，今後の集積が必要である．

h アミロイドーシス

1) AL アミロイドーシス

📢 超音波検査の目的

　全身性アミロイドーシスは，線維構造をもつタンパク質であるアミロイドが全身臓器に沈着することにより機能障害を引き起こす一連の疾患群である．免疫グロブリン性アミロイドーシス（AL アミロイドーシス）は，異常形質細胞によって算出されるモノクローナル免疫グロブリンの軽鎖（L 鎖）由来のアミロイドが末梢神経を含む諸臓器に沈着する．AL アミロイドーシスによる末梢神経障害は，自律神経障害または感覚優位のポリニューロパチーの臨床像をきたすことが多い．神経伝導検査では，軸索性変化を示唆する複合運動および感覚神経活動電位の低振幅をきたすが，伝導遅延などの脱髄性変化もときに認める．

　Grimm らの報告によると，AL アミロイドーシスでは末梢神経の横断面積が広範かつ比較的均一に腫大し，神経束のエコー輝度は正常からやや低下していた．末梢神経腫大の理由は不明であるが，アミロイド沈着による可能性が高い．

2) アミロイドポリニューロパチー

📢 超音波検査の目的

　トランスサイレチン遺伝子異常によるアミロイドポリニューロパチーは，熊本県と長野県に集積地があるが，近年高齢者孤発例の報告も多くなっている．無髄神経から障害されることが多いため，自律神経障害や疼痛，温痛覚低下をきたすことが多い．

　Granata らは，7 名のアミロイドポリニューロパチー患者と 5 名の無症候性のトランスサイレチン遺伝子保有者に対して末梢神経エコーを行ったところ，末梢神経障害をもつ患者では局所の神経腫大をきたすことが多かったのに比べて，無症候性の遺伝子保有者では神経エコーの所見は全体に軽度であり，尺骨神経の腫大が肘部管部で認める例がある程度だったことを報告している．このことから，末梢神経障害により神経腫大を神経エコーで検出することができると思われる．

i 血管炎性末梢神経障害

 超音波検査の目的

　血管炎をきたす全身性疾患に続発して末梢神経障害をきたすことがある．血管炎による神経栄養血管の血行障害を背景として，末梢神経系の多発性虚血性梗塞が起こる．四肢遠位優位の感覚優位な障害が生じ，痛みを伴うことが多い．典型的には多発性単ニューロパチーを呈することから，神経伝導検査では神経ごとの障害に差があること，あるいは同じ神経同士の左右差を認めることが典型的である．

　局所炎症と浮腫を反映してか，臨床的に障害された末梢神経では神経エコーによって局所腫大を認め，炎症の消退に伴い局所腫大は軽快傾向をきたし得る．

［野寺裕之］

各論　A. 末梢神経・運動ニューロン疾患

5 運動ニューロン疾患①

　運動ニューロン疾患にはさまざまな疾患が含まれる．また運動ニューロン疾患における超音波検査の評価対象として，末梢神経および筋がある．本項では，神経・筋超音波検査による評価に関する報告が一定以上存在し，かつ有病者数が比較的多い筋萎縮性側索硬化症（ALS）を対象に，超音波検査による末梢神経ならびに筋の不随意運動（線維束性収縮など）の評価について概説する．

超音波検査の目的

　運動ニューロン疾患における神経・筋超音波検査の目的は，「診断」と「評価」の2つに大きく分けられる（表1）．前者の「診断」に関しては，超音波検査を活用してALSを診断するという切り口と，超音波検査所見により多巣性運動ニューロパチー（MMN）とALSを鑑別するという切り口の2つの観点が現時点ではある．後者の「評価」に関しては，ALSの進行の定量的評価尺度として，超音波検査を活用するという試みがなされている．

表1　ALS診療における超音波検査の活用

診断	評価
1．ALSの確定診断 2．ALSとMMNの鑑別	1．ALS進行の定量的評価

1）ALS診断への超音波検査の応用

　ALSの診断感度を高めるために超音波検査が活用されつつある．ALSには疾患特異的な生化学マーカーなどは現時点でなく，臨床症状と筋電図検査所見に主に基づき診断がなされる．しかし現行の診断基準の感度は十分ではなく，かなり進行するまで基準に合致しない症例が存在する．ALSにおける診断の遅れは，告知の時期や療養環境整備の遅れにつながる．またALSでは，疾患の進行を効果的に抑制する治療が現時点で皆無である．有効な新規治療の実現のために早期診断の意義は高い．なぜなら現状での診断確定時期，つまり臨床症状が明確に出現しALSと診断される時点では，前角細胞の変性・脱落がすでに高度に進行していると推測されるためである．ALSの新規治療の有効性を高めるには，前角細胞の変性・脱落が進む以前にいかに治療介入できるかが重要な要因となる．以上のような理由から，より早期に，より高感度にALSを診断する必要性が認識されている．

　ALS診断における超音波検査の活用は，Awaji基準に基づいて現時点では行われている．ALSの診断基準は1969年のLambert基準[1]に始まり，1994年に新たな診断基準としてEl

Escorial 基準[2]が定められ，1998 年に診断感度の向上を目的に改訂された（改訂 El Escorial 基準）[3]．その後，さらに感度を向上させるべく，2008 年に改訂 El Escorial 基準を発展させた Awaji 基準が提唱されている[4]．改訂 El Escorial 基準および Awaji 基準における ALS 診断の要点は，身体の運動神経支配領域を脳幹・頸髄・胸髄・腰髄の 4 領域に分け，各々における上位および下位運動ニューロン障害の有無を評価することである．2 髄節以上で上位および下位運動ニューロン障害が示されれば，脊椎疾患などの局所病変では説明できない病変の広がりが示唆され，ALS が支持される．さらに Awaji 基準は，改訂 El Escorial 基準よりも筋電図検査を重視した基準である．筋電図で検出された慢性および急性脱神経所見は，臨床的な下位運動ニューロン障害と等価に扱われる．この際，急性脱神経所見として，線維性収縮・陽性棘波が改訂 El Escorial 基準では採用されていたが，Awaji 基準により線維束性収縮が追加された．この変更が ALS 診断における超音波検査活用の原動力となった．なぜなら，超音波検査は線維束性収縮を検出する高感度かつ簡便で有用なツールであるためである．

現在，ALS 診断における超音波検査は，Awaji 基準における筋電図検査所見の扱いを参考に，下位運動ニューロン障害の検出に利用されている．具体的には，線維束性収縮，筋の変性，線維性収縮を検出する試みである．通常の臨床症状，筋電図検査所見などに，超音波検査を追加することにより，異常の検出感度を高めることが目的である．

2）ALS と多巣性運動ニューロパチーとの鑑別

ALS では，神経断面積および径が正常対照と比較し減少することが示されている．しかし，ALS と正常対照の比較では，両者の測定値の分布にはオーバーラップがある．そのため，神経断面積・径の減少の所見のみで ALS と正常対照を区別することは，現時点では困難である．ALS における神経束の狭小化の超音波所見を診断に生かすためのアプローチ法として，多巣性運動ニューロパチー（MMN）との鑑別への利用がある．

MMN は，免疫介在性に運動神経が障害される疾患である．MMN が感覚障害を伴わない進行性の筋萎縮・筋力低下を呈することから，ALS との鑑別がときに問題となる．MMN では免疫グロブリン療法が奏効するが，ALS には進行を確実に抑制する治療はない．したがって，両者を正確に鑑別することは非常に重要である．

MMN の診断の要点は，神経伝導検査による伝導ブロックの検出と血液検査による抗ガングリオシド GM1-IgM 抗体の検出である[5,6]．しかし，伝導ブロックが検査可能な部位に存在しないことも少なくなく，積極的に診断できない例が存在する．また，抗 GM1-IgM 抗体の陰性例も存在する．そのため，臨床症状と神経伝導検査などによる既存の診断アプローチでは MMN と ALS の鑑別に苦慮することがある．

MMN では末梢神経の腫脹が，ALS では萎縮が認められるとされる[7〜11]．超音波検査により末梢神経断面積または直径を評価し，MMN と ALS を鑑別することが目的である．

3）ALS の進行の評価

　　ALS では上位および下位運動ニューロンの双方が障害される．症例ごとに上位または下位運動ニューロン障害の程度は異なり，またそれぞれの進行速度も恐らく異なる．個々の症例における上位または下位運動ニューロン障害の程度や進行速度を評価することは，病態の解明や治療効果の評価において重要である[12]．しかし，既存の機能スケール（ALS Fuctional Rating Scale）では両者の区別はできない．また，下位運動ニューロン障害の程度の評価には神経伝導検査による CMAP 振幅の評価が適するが，残存神経による再支配の影響により進行を鋭敏に評価する項目にはなりにくい[13,14]．

　　以上のような問題点を踏まえ，下位運動ニューロン障害の程度や進行を評価する新たなマーカーとしての神経筋超音波検査の有用性についての検討が行われている．末梢神経の断面積を経時的に評価し，下位運動ニューロン障害の進行をモニターすることが目的とされる．

検査手順，手技上のポイント

a）体位・検査手順

　　本項では，上述の検査の目的に基づき，神経径・断面積，筋の不随意運動を評価する際の検査の進め方について解説する．

①超音波機器
- 末梢神経，筋いずれの観察も超音波プローブはリニア型を用いる．詳細は他項に譲る．
- 筋の観察には中心周波数帯 8〜10 MHz 前後のものが用いられることが多いが，不随意運動の観察も同様である．

②体位
- 上肢の末梢神経（神経根含），四肢・体幹筋の評価を一通り行うには，患者を臥位にして観察するのが簡便である．
- また線維束性収縮の観察には被検筋を十分に安静に保つのが望ましく，その観点からも臥位での観察は有用である．

③検査手順
- 末梢神経の評価は，手首，前腕，C5・C6・C7 神経根での評価が一般的である．神経径・断面積の評価法は，ALS においても他疾患と同様に，神経上膜に相当する高輝度の外縁より内側を計測する．詳細は別項を参照されたい．
- 線維束性収縮の評価では，被検筋を十分に安静にさせて観察する．プローブを皮膚表面に対して垂直に設置する．舌は下顎側からプローブを当て，観察する（図 1）．プローブの向きは筋線維の走行に対して垂直方向に置くほうが，線維束性収縮は観察しやすい．
- 線維束性収縮は筋内の一部の線維束の瞬間的，かつ間欠的な収縮として観察される（▶動画 A-5-1，図 2）．随意収縮は広範囲にわたる連続的な収縮として観察されるため，線維束性収縮との区別は可能である（▶動画 A-5-2）．

各論 A　末梢神経・運動ニューロン疾患

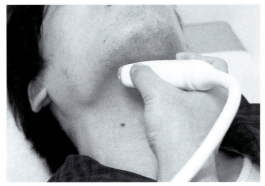

図1　舌の観察
枕を外して被検者の顎を前方にやや突き出す（軽く首を反らせる）．適宜，患者に息止めをしてもらい随意運動を押さえながら，観察を行う．

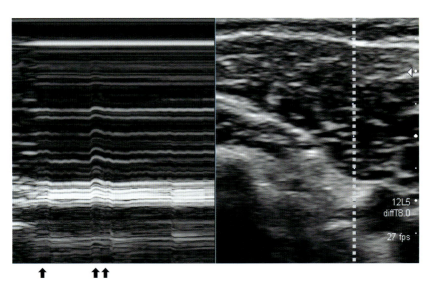

図2　前脛骨筋の線維束性収縮

- 観察時間・箇所については，いくつかの報告がある[15〜17]．1筋につき3〜10ヵ所，1ヵ所につき10〜30秒とされる．線維束性収縮が観察できる筋では，10秒以内に検出できるとする報告もある[15]．実際的な観点からは，1筋につき3ヵ所程度を，10〜20秒前後の間観察することにより，おおよその評価は可能であると考えられる．

b）手技上のポイント

- 線維束性収縮の評価は，四肢筋では手技上の特別な工夫をしなくとも比較的容易に実施可能である．一方，舌や傍脊柱筋の観察においては，手技上の工夫を施すことにより線維束性収縮の検出感度が高まる可能性がある．
- 舌は生理的に安静が困難な筋であり，線維束性収縮と随意収縮との区別がつきにくい場合，随意収縮により線維束性収縮がみえにくい場合が少なくない．必要に応じて，患者に

息止めをしてもらい，随意運動を押さえながら観察を行う．また，枕を外して顎を前方にやや突き出す（軽く首を反らせる）ことで，プローブを安定して設置できる面積が大きくなり，固定しやすくなるため，操作が容易になる（図1）．

- 傍脊柱筋はほかの筋と比較し，直上の皮下脂肪が厚く皮膚からの距離が遠くなること，棘突起からのアーチファクトの影響を受けやすいこと，筋の断面積が比較的小さいことなどから，超音波では観察しにくいことがある．適宜，中心周波数の低いプローブを使用することも考慮する．

検査所見の解釈と判定

a）ALSの診断

上述のように，超音波検査は筋電図検査を補完する手段として，Awaji 基準を参考に ALS 診断における下位運動ニューロン障害の検出に活用されている．一方，Awaji 基準で定められた下位運動ニューロン障害の評価手段は，臨床または筋電図検査である．超音波検査所見を診断基準に適用することのコンセンサスは，まだ得られていないことに留意が必要である．

超音波検査所見の ALS 診断への適用については，線維束性収縮，線維性収縮，神経原性変化の各々の検出についての試みがある．臨床応用に最も近いのは，検出・解釈の容易さなどの観点から線維束性収縮である．線維性収縮の超音波検査による検出については，いくつかのグループからの報告に限られており[16〜19]，一般的に受け入れられているとはまだいいにくい．

上述のように Awaji 基準では，慢性脱神経所見が存在すれば，筋電図で検出された線維束性収縮は線維性収縮や陽性棘波と同様の重みをもつ所見として扱われ，下位運動ニューロン障害として解釈される．さらに超音波検査で検出された線維束性収縮を，筋電図検査で検出された同所見と等価で扱うことが許されるのであれば，超音波検査所見を ALS 診断に応用できる．

超音波検査での線維束性収縮の有無の判定は，2回以上の検出でありと判定されていることが多い[16,17]．検出感度は，ほとんどの筋において，超音波検査のほうが筋電図検査より高い[15,16]．その最大の理由は，筋電図検査と比較し超音波検査では一度に観察できる範囲が非常に広いことがあげられる．また舌においては，超音波検査のさらに高い優位性が確認されている[15,16]．なぜなら，舌では安静の維持が困難であり，筋電図では背景の随意収縮がオーバーラップし線維束性収縮の検出が難しいが，超音波検査では背景活動に妨げられることなく，比較的明確に線維束性収縮を描出可能なためである（▶動画A-5-3）．以上のような背景に基づき，筋電図検査に超音波検査を組み合わせることにより線維束性収縮の検出感度が向上し，下位運動ニューロン障害の検出感度が増し，診断感度が改善する可能性がある[15,16]．実際，臨床と筋電図検査所見に超音波検査所見を組み合わせることで，ALS の診断感度が向上することが報告されている（図2）．

一方，各筋における線維束性収縮の超音波による検出感度についても検討されている[17]．

各論A　末梢神経・運動ニューロン疾患

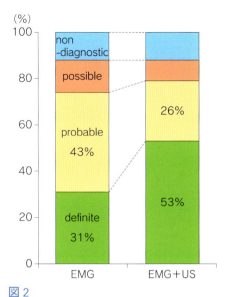

図2
線維束性収縮の検出を筋電図検査（EMG）と超音波検査（US）の双方で行うことにより，Awaji 基準の診断感度が上昇する可能性がある．
（文献15を参考に著者作成）

四肢筋と比較し，体幹筋（胸鎖乳突筋，腹直筋）での検出感度が低く，また四肢では遠位筋と比較し，近位筋での検出感度が高い．また進行するにつれ，検出されにくくなる．超音波検査を適用する際にこのような背景を知っておくことで，被検筋の選択ならびに検査結果の解釈をより適切に行うことが可能になる．

　超音波検査による線維束性収縮の評価は，ALS診断においてまだ市民権を獲得しているとはいいにくい．しかし，侵襲性がなく，複数筋を短時間に容易に観察可能であることが超音波の最大の利点である．診断基準へ超音波所見を適用することのコンセンサスが得られているとはいえないが，全身に広範に頻発する線維束性収縮を実際に観察することは，臨床医がALSを診断する際に重要な参考所見となり得ると考える．

b）ALSと多巣性運動ニューロパチーとの鑑別

　ALSとMMNの鑑別では，神経または根の横断像の断面積または径の測定が用いられる．過去の報告[7〜9,11]では，正中，尺骨，橈骨，坐骨，脛骨神経，C5-7神経根などが測定の対象として選択されている．いずれの神経においても，ALSと比較しMMNでは，断面積・径とも有意な拡大を認める傾向にある．しかし，各々の神経における測定値の分布範囲にALSとMMN間で重なりがあること，MMNの病変が多巣性に分布することなどにより，単一神経の測定で両者を明確に分けることは難しい．そのため，異常（拡大）を示した部位が何ヵ所あるかにより，両者を鑑別するという切り口からの診断アプローチがなされている．具体的な例をあげると，ALS疑い例とMMN疑い例において，尺骨神経（前腕），正中神経（前・上腕），橈骨神経（上腕），上神経幹（腕神経叢），C7神経根，坐骨神経（大腿），脛骨神経

（下腿）の 8 ヵ所中 3 ヵ所以上で異常を示した場合，感度 100%，特異度 92%で両者を鑑別できたとする報告がある[8]．また，ALS と MMN の鑑別において，上記のような超音波検査による神経の腫脹の評価と神経伝導検査による伝導ブロックの評価を比較すると，超音波の診断精度が良好であったとされる[8]．そのほか，前腕の正中，尺骨神経の腫脹を超音波と MRI の双方で評価した研究もある[9]．両検査とも神経の腫脹を検出可能であり，超音波が MRI よりも感度が高かったとされる．

　以上のような背景と，日本人または各施設における正常値の構築状況を考慮すると，ALS と MMN の鑑別に際し，上記のような評価法を現時点ですぐに導入するのは恐らく難しい．しかし両者の鑑別に苦慮する症例では，神経腫脹の有無についてスクリーニングを行う価値はあると思われる．また，多くの施設におけるそのような試みや知見の蓄積は，超音波検査の今後の発展に寄与すると考えられる．

c）ALS の進行の評価

　神経断面積の測定による ALS の進行の評価には，正中神経より尺骨神経が適するとされる[12]．その理由として，正中神経には感覚神経成分が多く，尺骨神経では運動神経成分が多いことなどが推察されている．1 ヵ月当たり，尺骨神経の手首では－0.05 mm^2，前腕では－0.04 mm^{2}減少するとされる．

　このような評価尺度の利用目的の 1 つとして，臨床試験における ALS の「下位」運動ニューロンに対する治療効果判定があげられる．ALS の治療効果の指標として，一般的に利用されることが多いのは ALS 機能評価スケールである．しかし，離散変数であるスコアを利用した評価スケールは，治療効果の鋭敏な検出には不向きである．また ALS 機能スケールには，下位だけではなく上位運動ニューロンの障害も反映される．その点で，末梢神経の断面積の評価は機能スケールよりも鋭敏，かつ的確な下位運動ニューロン脱落の進行を評価する指標となる可能性はある．上述の研究[12]では，尺骨神経断面積を評価項目と設定した場合，12 ヵ月のランダム化群間比較試験において，50%の治療効果を有意水準 0.05，検出力 80%で検出するには，1 群当たり 198 例が必要であると計算されている．一方で，本指標を臨床試験の評価項目に採用し解釈するにあたっては，末梢神経の断面積の減少の抑制が ALS の進行の真の抑制を示すものかについて，今後の検討が必要である．

　ALS の診断において，現時点における中心的な検査は筋電図検査である．しかし，四肢・体幹の多数の筋を対象とした複数回の筋電図検査が被験者に与える苦痛は大きい．超音波検査の ALS 診断における位置づけが，今後さらに発展することが期待される．

［三澤園子］

各論　A. 末梢神経・運動ニューロン疾患

6 運動ニューロン疾患 ②

a 運動ニューロン疾患患者の呼吸筋超音波検査

🔊 超音波検査の目的

　筋萎縮性側索硬化症（ALS）では，呼吸補助のタイミングを適切に判断する必要があり，呼吸機能評価は治療上，きわめて重要である．呼吸筋力の評価はスパイロメトリーによる評価が一般的であり，ALSでは症状が出現する前から呼吸筋機能低下が始まるため，努力性肺活量（%forced vital capacity：%FVC）の確認のため，スパイロメトリーを定期的に繰り返す必要がある[1]．しかし，スパイロメトリーは患者の協力が必要であり，顔面筋力低下や認知症のある患者では正確に評価することが困難である．また，動脈血中炭酸ガス濃度は進行期でしか異常を認めず，呼吸筋力の評価にはならないことも多い．ほかの評価法としては横隔神経伝導検査があり，ALS患者の横隔膜CMAP振幅と%FVCの間に相関があることが明らかにされているが，一般的な検査とはいえないのが現状である．横隔膜超音波検査は装置の解像度の向上もあり，ICUでの人工呼吸器抜管前評価や特発性横隔神経麻痺・横隔膜機能不全の診断における臨床応用が始まっており，低侵襲なため今後一般に広く用いられていく可能性がある．

　本項では，なかでも経時的な呼吸機能評価が最も重要と思われる運動ニューロン疾患，特にALSの呼吸筋における超音波検査について解説する．

⏱ 検査手順，手技上のポイント

- 横隔膜は，解剖学的には胸部と腹部を分ける筋と腱からなる構造物であり，最も重要な呼吸筋である．吸気時に働く筋力の約75%を占めており，吸気時に収縮・腹側に下降し，胸郭の上下計は増加する．ドーム状の構造をしており，中央に存在する腱性部は腱中心と呼ばれ，ドーム上部を構成し，ドームの辺縁は筋性部からなる．胸郭下縁の胸骨，肋骨，肋軟骨から，背側では上部腰椎から筋束が起こり，ドーム中央の横隔膜腱中心に停止する．横隔膜の胸壁に接する部分は zone of apposition と呼ばれ，横隔膜の呼吸運動はこの部位の収縮の寄与が大きい．

- 横隔膜は，主に2つのアプローチを使用して超音波で観察する．健常者での検討では，横隔膜の移動距離は立位よりも臥位のほうが大きく，腹側よりも背側のほうが大きいことが知られている．観察は臥位で行うことが多い．

a) Mモード法

- 1つ目は，前部肋骨弓下からの横隔膜ドームを観察する方法で，Mモードを用いる．肋骨弓下から横隔膜ドームの背側を描出し，横隔膜の呼吸に伴う移動距離を計測する（図1）．

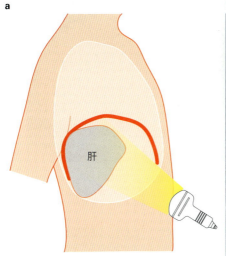
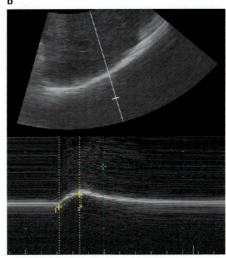

図1　横隔膜超音波検査（Mモード法）
a：肋骨弓下に低周波のコンベックスプローブを置き，頭側，背側に向けて，横隔膜を観察する．
b：Mモードを使用し，横隔膜の移動距離を測定できる．

- 右側では肝臓，左側では脾臓をエコーウインドウにして観察するが，通常右側に比べ，左側は観察が困難である．
- 腹壁から横隔膜ドームまでの深さは15 cm前後であることが多い．
- 横隔膜は，肝臓と胸腔の間に存在する高輝度の太い線として観察され，評価として横隔膜の移動距離（呼吸性変位）を計測する．正常では4～10 cm程度と報告されている．
- Mモードを使用した横隔膜ドームの観察は，ダイナミックな横隔膜の動きを観察することができるが，皮下脂肪の厚い症例などでは観察困難であり，吸気努力の程度で検査の値が変化する．
- この方法は，ICUでの人工呼吸器離脱困難の予測の研究などに用いられている[2]．

b）Bモード法
- もう1つの方法として，Bモードを用いてzone of appositionでの横隔膜の厚さを観察する方法がある（図2）．
- 横隔膜辺縁の横隔膜が胸壁と接している部分（zone of apposition）を前腋窩線～中腋窩線上で，下位肋骨から高周波のリニア型プローブで走査し，高輝度の胸膜と腹膜の間にみえる横隔膜の厚さを計測する（図3）．

c）横隔膜超音波検査の特徴
- 肋骨があるため，通常の筋超音波検査で問題となるような圧迫による筋厚の変化は気にしなくてよい．この方法での横隔膜の評価は比較的簡単で，ほとんどの症例で施行可能であるが，厚さは数mm単位であるので，プロットの差で値が変化する可能性があるのが問題である．しかし，左右で施行可能である点や，寝たきりで意思疎通ができないような症例でも検査が可能である点が有用である．呼気時と吸気時で筋厚を測定し，変化率を計測す

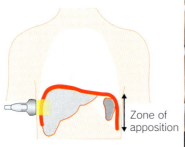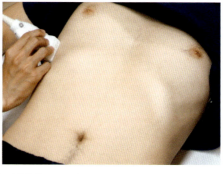

Bモード法では安静呼気時や最大吸気時の横隔膜厚と変化率を測定する．

	安静呼気時測定	最大吸気時測定	変化率測定＝（最大吸気－最大呼気）/最大呼気
利点	・患者の吸気努力が必要ない ・測定が安定している ・横隔膜筋腹で測定可能（筋量を直接反映）	・比較的，初期にも異常が検出可能	・比較的，初期にも異常が検出可能 ・個人の筋量差の影響が少ない
欠点	・初期には異常を検出できない ・筋量の個人差がある ・測定位置での誤差がある	・吸気努力で測定値が変化するため，誤差が多い ・最大吸気が困難な症例は不可能 ・筋量の個人差がある ・付着部で測定するので，筋量が一定しない	・吸気努力で測定値が変化するため，誤差が多い ・最大吸気，最大呼気が困難な症例は不可能 ・付着部で測定するので，筋量が一定しない

図 2　横隔膜超音波検査（B モード法）

横隔膜の zone of apposition を高周波のリニア型プローブを使用し，左右で観察する．

ることも可能である．

- 健常者の横隔膜の厚さは 2 mm 以上あることが多く，呼気終末に 2 mm 未満や，吸気と呼気で 20％以下の筋厚の変化しかない場合は横隔膜の障害を疑うと報告されている．しかし，吸気時の厚さは吸気努力により変化するため，測定誤差が大きい（図 2）．
- 神経筋疾患では横隔膜の萎縮や収縮率の低下が診断に重要であるため，筆者らは B モードにて横隔膜の厚さを測定する方法を中心に使用している．今回も，B モードを使用した横隔膜評価の方法を中心に解説する[3]．

検査所見の解釈と判定

海外の報告では，横隔膜の厚さは性別や体格などにはあまり影響がないとする報告もあるが，自験例では，横隔膜もほかの筋と同様に年齢や性別，体格の影響を少なからず受けると思われる．欧米人を対象とした海外の文献では，安静呼気時の横隔膜の厚さの正常値は 2 mm 以上とあるが，日本人では，今までの報告や自験例などから考えると，男性では 1.5 mm 以下，女性では 1.2 mm 以下で横隔膜の萎縮が疑われる[4,5]．また，吸気時に呼気時と厚さの変化が乏しいものも異常であり，片側の横隔膜萎縮や変化率の低下があれば，横隔神経麻痺

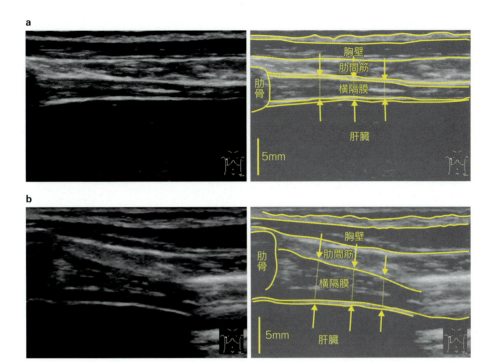

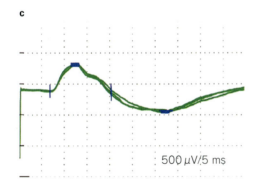

図3 正常の横隔膜超音波検査所見
a：32歳男性の横隔膜超音波検査所見．右側，安静呼気時の横隔膜厚は2.02 mm．
b：aと同症例．最大呼気時の横隔膜厚3.73 mm．
c：aと同症例．右側の横隔膜CMAP振幅は754 μV（陰性，陽性頂点間で測定）．

を考える必要がある．ALSでは進行に伴いFVCが低下していくが，それと相関する形で横隔膜の厚さ（吸気時も呼気時も）の低下，横隔膜CMAP振幅の低下（消失）を認める[6]．横隔膜自体のエコー輝度が疾患の進行によりどう変化していくかの研究はないが，ほかの筋と同様に，輝度は上昇していく印象がある．呼吸機能検査が正確に行えないような顔面筋罹患や認知症のある症例に対しても，この方法による評価は簡便に施行可能であり，横隔膜CMAP振幅と同様に呼吸筋の客観的な評価に有用である[4〜6]（図4）．

　そのほかの呼吸機能評価法と比較するため，筆者らはAwaji基準でprobable以上のALS患者31例（四肢型25例，球麻痺型6例）を対象として，スパイロメトリー，動脈血液ガス分析に加え，横隔膜超音波検査と横隔神経伝導検査を施行し，それぞれの相関について検討し

a：ALS，57歳男性

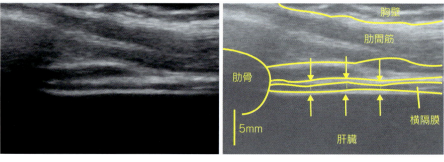

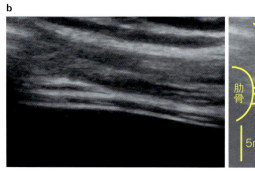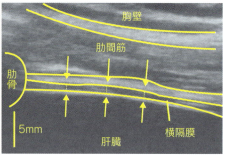

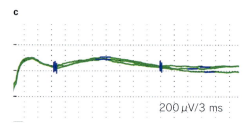

図4　ALSの横隔膜超音波検査所見①
a：横隔膜超音波検査所見．FVCは58.5%．右側，安静呼気時の横隔膜厚は0.67 mm．
b：aと同症例．最大吸気時の横隔膜厚は0.68 mm．呼気時と比べ，厚さはほとんど変わりない．
c：aと同症例．右側の横隔膜CMAP振幅は82 μVと高度の低下（陰性，陽性頂点間で測定）．

た．ALS患者（平均年齢61.5歳，発症から平均24ヵ月）においては，前腋窩線からBモードで測定した呼気終末時の横隔膜の厚さは%FVC（r＝0.62）と横隔膜CMAP振幅（r＝0.69）のいずれとも良好な相関を示した（図5）．四肢型と球麻痺型との比較では，呼気終末時の横隔膜の厚さと%FVCはいずれも相関するが，相関係数は四肢で高い傾向にあった（r＝0.64 vs r＝0.57）．動脈血液ガス分析にて高炭酸ガス血症（$PaCO_2 \geq 45$）を認めたALS群は，高炭酸ガス血症を伴わないALS群と比べ横隔膜はより薄く（平均0.86 mm vs 1.17 mm），有意に横隔膜の萎縮が疑われた（$p<0.05$）．

　筆者らは最大吸気時の横隔膜の厚さの測定は吸気努力の誤差の問題や進行例での息止めが難しく，測定が困難などの理由から，主に安静呼気時の横隔膜の厚さを研究に使用している．安静呼気時の横隔膜の厚さの測定は，最大吸気時の測定と比較すると簡便で，患者の呼吸努力も必要なく，測定誤差も少ない．とはいえ，厚さの測定はmm単位となるため，12 MHz

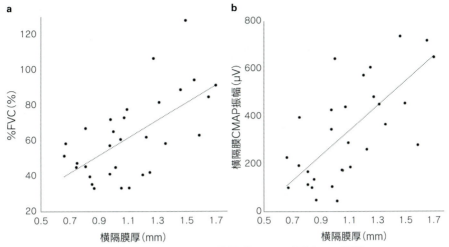

図5 ALSにおける横隔膜厚とFVCや横隔膜CMAP振幅との相関
a：横軸：横隔膜厚（左右平均），縦軸：%FVCで，相関あり（r＝0.62*，$p<0.001$）．
b：横軸：横隔膜厚（左右平均），縦軸：横隔膜CMAP振幅（左右平均）で，相関あり（r＝0.69*，$p<0.001$）．
*Pearson's correlation analysis

程度の高周波リニアプローブを使用し，ズームやゲインを調整して慎重に測定する必要がある．また横隔膜の厚さは比較的均一だが，zone of appositionの範囲でも頭側ではやや薄くなり，尾側（筋付着部）は厚くなるため，測定する部位をなるべく一定にする必要がある．安静呼気時のみ測定する場合は，解剖学的に横隔膜の筋腹の変化をとらえやすいため，zone of appositionのなかでも頭側の肋間（通常は第7，8肋間）での測定が安定しており，推奨される．また誤差を減らすために，1画面で得られた横隔膜画像で複数箇所を計測し平均する必要があり，筆者らはほぼ厚さが一定となった3ヵ所の計測値を平均して使用している．最大吸気時の横隔膜の厚さの測定は，患者の努力の程度で変化することも測定困難にする原因の1つだが，呼吸機能障害の軽い症例では吸気時にすぐに肺が下降し，横隔膜がみえなくなってしまうため，逆に尾側肋間（筋の付着部）で測定する必要があり，測定が困難な症例もある．

　呼吸筋としては，横隔膜と同時に肋間筋も超音波で評価可能である．経過とともに，横隔膜の萎縮と同様に肋間筋も萎縮が目立つようになる（図6，▶動画A-6-1，▶動画A-6-2）．また四肢筋と同様に，肋間筋や横隔膜に線維束性収縮（fasciculation）を認める場合もある（▶動画A-6-3）．また，高度に横隔膜の萎縮が進行している症例では，肋間筋や胸鎖乳突筋で呼吸を補助しており，横隔膜が吸気時に正常とは逆に薄くなったり，頭側に引っ張られたりする運動（奇異性呼吸運動）がみられる場合もある．

　ALSの超音波検査による横隔膜の厚さの測定は，いずれの報告でも萎縮と吸気時の変化率の低下が報告されているが[4〜6]，呼吸機能検査や横隔膜CMAP振幅とどれだけ相関するか，あるいは真の呼吸機能低下とどれだけ相関するかは，その症例の呼吸機能が上位運動ニューロン障害の影響をどれだけ受けているかで変わると思われる．今までの報告では，明らかに

a：ALS，66歳男性

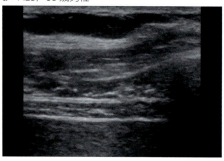
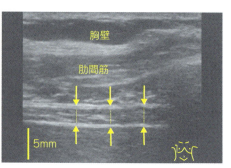

b

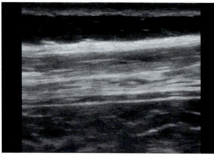
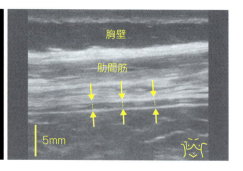

図6　ALS の横隔膜超音波検査所見 ②
a：横隔膜超音波検査所見．診断時の右側の安静呼気時の横隔膜厚 2.22 mm と正常．
b：a と同症例の 12 ヵ月後に再検．右側の安静呼気時の横隔膜厚は 0.98 mm と萎縮を認める．また，肋間筋の萎縮と輝度上昇も目立つ．

　呼吸機能検査が難しい症例や認知症，顔面筋罹患の症例は除かれているが，元来患者の協力を必要としない横隔膜超音波検査での横隔膜の厚さ測定はそのような症例にこそ行うべきであり，純粋な下位運動ニューロン障害の有用な指標となり得ると思われるため，今後症例の蓄積によりさらなる臨床応用が期待される．

b 運動ニューロン疾患患者の骨格筋厚および筋輝度

超音波検査の目的

　ALS は特異的な生化学マーカーなどがなく，診断には神経学的診察と筋電図検査が重要となる．2008 年に，電気生理学的所見の重要性を強調した新たな診断基準である Awaji 基準が発表され，臨床の場でも利用されているが，他疾患の鑑別ができ臨床症状や病歴，筋電図所見から ALS を強く疑う場合であっても，診断基準を満たさないことも少なくない[1]．非典型例も多く，確定診断のために経過のなかで筋電図検査が複数回必要である場合もあるが，針筋電図は患者の苦痛を伴う検査であり，頻回の施行は難しい．そのため，診断や予後評価を非侵襲的かつ簡便に行える手段として，超音波検査が期待されている．そのなかで ALS の筋超音波検査は，早期診断の点からの線維束性収縮の観察（詳細は p111「各論 A-5．運動ニューロン疾患①」を参照）に加えて，筋の萎縮や輝度を評価することが可能で，罹患筋の同定や予後の評価に有用であることが報告されている．

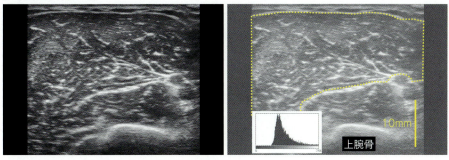
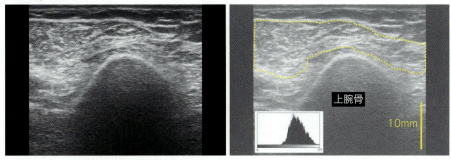

図7　ALSの筋超音波検査所見①
a：右上腕二頭筋超音波検査所見．左下はエコー輝度のヒストグラム．
b：右上腕二頭筋超音波検査所見．筋萎縮と輝度の上昇を認める．左下はエコー輝度のヒストグラム．

検査手順，手技上のポイント

- 筋超音波検査の手技は通常と同様である．
- 筋の厚み，輝度の評価，筋線維の状態，筋膜，不随意運動などを評価するが，問題点は筋量が年齢，性差，体格の影響を大きく受け，正常値の幅が広く，また体位，プローブの圧迫などによる筋の変形も再現性に影響を受けるため，測定位置の標準化が難しい．
- 超音波により正常者における筋の厚みを評価した報告があるが，筋ごとに男女別の正常値が提唱されている．筋の厚みは20～40歳にピークを迎え，その後，徐々に減少することが示されており，また年齢ごとにおける正常値の幅も広い．
- 輝度の変化に対しても，正常の場合でも年齢によって輝度の変化がみられ，20～40歳で低輝度となり，加齢とともに上昇する．輝度変化は主観的な評価になるため，Heckmattの筋輝度の視覚的評価のスケールが使われることが多い．

検査所見の解釈と判定

a）ALS

ALSの筋超音波検査は，病初期では筋厚の低下や筋輝度の上昇はほとんどなく，障害が進むにつれて筋萎縮の進行と筋輝度の上昇を認め，筋より深部にある骨との境界が不鮮明になる[7]（図7，8）．Artsらの研究によると，超音波検査によって早期から筋の異常を検出でき，

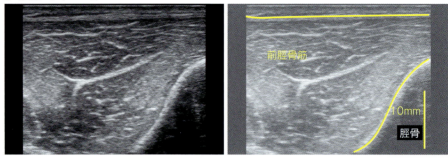
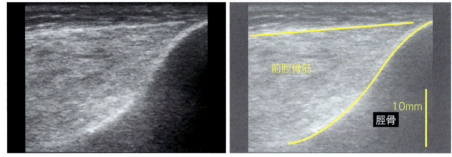

図8　ALS の筋超音波検査所見 ②
a：右前脛骨筋超音波検査所見.
b：前脛骨筋．ALS 患者では筋萎縮と輝度の上昇を認める．

　まだ筋力を保持している筋においても，筋厚の減少やエコー強度の増強，線維束性収縮の検出が可能であり，ALS および進行性筋萎縮症（PMA）とこれらの類似疾患の鑑別や，神経原性であることを示す下位運動ニューロン徴候の広がりをとらえるうえでも有用であったと報告している[8]．しかし，ALS において，筋萎縮が顕在化する時期には，すでに前角細胞の数は相当数減少していると考えられている．また罹患筋では，萎縮とエコー輝度の上昇を同時に認めることが多く，この輝度の上昇は，ALS の剖検筋組織像と超音波検査画像との比較から筋内の脂肪化と輝度は相関せず，線維化と相関したと報告されている．したがって，病状が進行していくなかで前角細胞が減少し，筋萎縮が相当進行し線維化などの変化を認めるまでは，超音波での筋量や筋輝度の変化を異常としてとらえられない可能性がある[9]．また，慢性筋萎縮，針筋電図における慢性脱神経所見を超音波で定量的，定性的に評価できるようになれば，患者の苦痛を大幅に軽減できる可能性があるが，通常の筋超音波検査だけでは，針筋電図のように神経原性と筋原性の違いを区別することが困難であり，神経筋疾患の診断を確定することは難しい．したがって，fasciculation の有無以外は診断能力においては針筋電図に劣り，現時点では，早期診断の観点からは超音波検査による筋量の評価は ALS 診断には貢献しにくいと思われる．しかし，針筋電図施行前の罹患筋の探索については，超音波検査であらかじめ刺入部位を同定することが，特に通常で blind で刺入困難な部位（前述の呼吸筋や舌筋など）の検査を行う場合に有用とされている．また確定診断後の同一の症例にお

いては，経過とともに筋の萎縮や輝度の進行を認めれば，予後推定が可能であるかもしれない．

筋の萎縮の程度や輝度に対しては，前述のように正常値に差があり，特にエコー輝度は，超音波機器のゲインの設定やプローブの角度にも影響される．そのため，筋の変性を評価するための筋超音波検査の正常値の構築は，患者の個人差・機器間の差，検者の手技の統一などの諸問題をいかに克服できるかが今後の課題となる．さらに，一般的な超音波検査でも問題となる再現性や測定手技の標準化に関しても，検査の測定感度に影響するため，施設ごとや患者ごとで測定部位を決めておくことや，機器の輝度の均一化が必要であると思われる．したがって現時点では，筋の変性をエコー輝度で評価する場合は，対象の筋と近傍の構造物（筋や骨）や対側筋（左右差の強い場合に限る）との比較による方法が現実的である．施設内の正常値がなく，エコー輝度の標準化が困難である場合は，同じ設定のままで，正常の筋（施行前に検者の同部位に当ててみる）との比較することも有用な方法である．筋超音波による筋萎縮と筋輝度の評価だけでは神経筋疾患の鑑別は難しいが，例えば封入体筋炎とALSの鑑別に深指屈筋と尺骨手根屈筋のエコー輝度を用いる報告があり，症例によっては強力な診断補助ツールとなり得る．

b）脊髄性筋萎縮症

脊髄性筋萎縮症（spinal muscular atrophy：SMA）は，脊髄の前角細胞の変性による筋萎縮と進行性筋力低下を特徴とする常染色体劣性遺伝の下位運動ニューロン疾患である．SMAは発症年齢，臨床経過に基づき，Ⅰ型（重症型，急性乳児型），Ⅱ型（中間型，慢性乳児型），Ⅲ型（軽症型，慢性型）と，成人発症型であるⅣ型に分類される．Ⅳ型はⅠ，Ⅱ，Ⅲ型と同様にSMN遺伝子変異によるSMAもあるが，孤発性で成人から老年にかけて発症し，緩徐進行性で，上肢遠位に始まる筋萎縮，筋力低下，線維束性収縮，腱反射低下があり，徐々に全身に広がって運動機能が低下する．また，経過のなかで四肢の近位筋，特に肩甲帯の筋萎縮で初発する場合もあり，ALSと鑑別が必要となる．筋超音波検査では，筋萎縮が大腿四頭筋などの下肢で目立ち，上腕二頭筋や腕橈骨筋などの上肢は比較的保たれる．筋の輝度は乳幼児期には正常なこともあり，次第に不均一に上昇し，筋内に低輝度（hypertrophic fiber）と高輝度な部分（atrophic fiber）が混在する虫食い像を呈すと報告されている（図9）．障害が進行するにつれて筋萎縮をきたし，筋全体に輝度上昇し，筋より深部にある骨との境界が不明瞭になるが，ALSにおいても同様の変化をきたし得るため，筋超音波による筋萎縮や輝度変化からだけの鑑別は困難である[10]．

c）球脊髄性筋萎縮症

球脊髄性筋萎縮症（spinal and bulbar muscular atrophy：SBMA），別名Kennedy-Alter-Sung病は，成人発症の下位運動ニューロン疾患であり，男性のみに発症する．CAG繰り返し配列の異常伸長に起因するポリグルタミン病の1つである．脊髄前角細胞と下部脳神経運動核の選択的変性・脱落を認め，慢性進行性の四肢体幹の筋力低下と萎縮，球麻痺を生じる．この疾患に特徴的な症候として，顔面や頸部などの筋肉を収縮させたときに線維束性収縮が

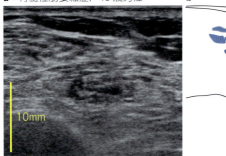
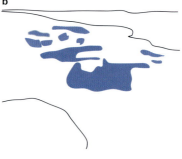

a：脊髄性筋萎縮症，45歳男性

図9　SMAの筋超音波検査所見
a：左上腕二頭筋にて筋超音波検査施行．
b：高度な筋萎縮と輝度上昇．筋内に低輝度（hypertrophic fiber）と高輝度な部分（atrophic fiber）が混在している．

増強する現象（contraction fasciculation）が知られている．これらは筋超音波検査でも観察でき，ALSとは異なり，安静時にある通常のfasciculationは少なく，随意動作時に豊富なfasciculation様の筋収縮を観察することができる．contraction fasciculationは通常のfasciculationとは異なり，筋全体の収縮として観察されることが多い．また，ほかの運動ニューロン病と同様に，筋萎縮に伴い筋のエコー輝度の上昇も認める．SBMAでは筋萎縮に選択性があることが報告されており，大腿筋では半膜様筋，大腿二頭筋長頭および外側広筋などに萎縮がみられるが，大腿直筋，縫工筋および薄筋は比較的保たれる．一方，腓腹部では内・外側腓腹筋とヒラメ筋が選択的に萎縮する．通常ALSでの筋萎縮の分布はびまん性であり，両者の鑑別点になる．

d）ポストポリオ症候群

ポストポリオ症候群（post-polio syndrome：PPS）は，幼少期ポリオ感染により急性の四肢重度弛緩性麻痺を発症し部分的あるいは完全に回復して機能が安定していた患者が，長期間経過後に新たな筋力低下をきたす病態である．PPSは包括的な概念であり，ポリオ患者が訴える新たな筋力低下以外の筋疲労や疼痛なども含まれ，長期にわたる運動ニューロンや筋の疲弊が一因と考えられているが，はっきりしない点も多い．臨床的にはALSとの鑑別が重要であるが，病歴や診察所見に加えて針筋電図での活動性変化の出現範囲を考慮して，総合的に診断しているのが現状である．筋超音波検査でも障害された筋においては，高度の筋萎縮や筋輝度の上昇が認められ，診察所見との一致が確認される．しかし，ALSやほかの筋疾患の新たな発症との鑑別は困難である場合が多い．自験例では，ALSと比較するとfasciculationが乏しい印象があるが，定量的に両者を比較した報告はない．SMAやポストポリオ症候群などの慢性の神経原性疾患では筋超音波上，正常な筋組織と異常な筋組織が混在する所見（島状変性）を認め，また筋超音波で確認しながら，針筋電図で変性した筋組織を刺し分けることにより，診断能力を向上できる可能性も報告されている（図10）．

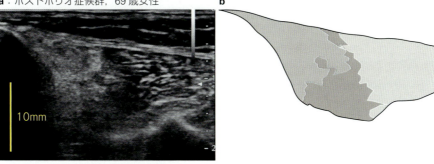

図10 PPS の筋超音波検査所見
a：左前脛骨筋にて筋超音波検査施行．
b：内側は高度な筋萎縮と脂肪置換を認めるが，外側は筋線維が比較的保たれている．針筋電図検査をすると，内側は高度な運動単位の減少を認め，安静時放電を豊富に認めるが，外側は運動単位が比較的保たれており，安静時の放電も認めない．

　以上のように，運動ニューロン疾患に対する筋超音波は報告も少なく，未解決の問題点も多々ある．しかし，ベッドサイドで侵襲なく繰り返し施行可能であるなど大きな利点があり，今後のデータの蓄積によりさらなる発展が期待される．

[野田佳克・関口兼司]

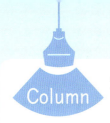

外傷性末梢神経障害

外傷性末梢神経障害の診療において，超音波検査を行うことで末梢神経の連続性や形状，周囲の構造物の変化，正確な障害部位などの情報が得られる．そのため超音波検査は，神経診察と電気生理学的検査による診断を補助する強力なツールとなる[1]．従来の超音波機器でも神経切断後の偽神経腫（stump neuroma）は観察可能であったが，近年の高分解能をもつ機器を用いれば，正中・尺骨神経のような太い神経だけでなく，指神経のような細かな神経の変化も観察可能である．

外傷性末梢神経障害が疑われる症例に対して超音波検査を行う際には，まず対象とする末梢神経の連続性を評価する．外力によって神経軸索が断裂すると，その近位側にはamputation neuroma（断端神経腫）と称される腫瘤が形成されることが多い．このneuromaは，切断された神経の近位端で軸索・Schwann細胞・線維芽細胞が過剰に増殖することで生じ，典型的なものは外傷の1～12ヵ月の間に形成される．超音波画像上，neuromaは内部が均一に低輝度で，プローブによる圧迫で変形しない硬さをもち，神経線維と連続性のある構造物として比較的境界明瞭に描出される（図1，2）．図1のような神経幹全体の切断に伴うstump neuromaだけでなく，連続性が保たれた神経幹内で一部の神経束のみが障害されてneuromaを形成している状態や，同一神経内に複数の損傷部位がある状態も比較的容易に検出することができる．

また外傷性末梢神経障害の評価において，超音波検査が電気生理学的検査よりも優位な点として，末梢神経障害で用いられるSeddon分類におけるneurotmesisとaxonotmesisとの鑑別が可能な場合があることがあげられるが，術中の電気生理学的検査による詳細な機能評価を行わなければ十分に鑑別できない場合もある[2]．上述の分類において最も軽傷で一過性の神経伝導障害を示すneurapraxiaにおいては，神経束や神経上膜の連続性が保たれた状態で一部が腫脹して低輝度に描出される[2]．

外傷性末梢神経障害に対する手術前に超音波検査を行って障害部位を同定しておくことで，手術時の皮切範囲の探索的な拡大を回避することが可能であり[3]，また縫合可能な神経断端間の距離を計測しておくことで，神経グラフトの必要性を術前に判断することも可能である[4]．銃創や爆発物などによる創傷で，体内に金属片の埋没がある場合はMRI禁忌であり，CTでもアーチファクトの問題があるが，超音波検査であれば評価可能である．

外傷性末梢神経障害に対する電気生理学的検査と超音波検査との比較について，Paduaらは，電気生理学的検査によって指摘された112部位の外傷性末梢神経損傷のうち，65部位（58%）が超音波検査によってさらに有用な情報を追加することができたと報告している．また，外傷の治癒過程におけるフォローアップにおいても，骨折部固定用プレートなどの留置物による神経圧迫，仮骨形成時の神経巻き込み，神経縫合部の離開などの評価ができたことを示している[4]．

針筋電図では，線維束性自発電位（fibrillation potential）や陽性鋭波（positive sharp wave）といった急性脱神経所見が生じて，神経軸索障害の程度が評価可能になるまでには受傷後2～4週間の期間を待たなければならず，神経伝導検査においても軸索変性や高度の伝導ブロックを生じる場合には複合筋活動電位が誘発されにくくなる．このような場合に超音波検査を行うことで，電気生理学的検査の限界を補うことができる場合がある．また，神経伝導検査での電気刺激は小児患者には侵襲的となることがあり，時に詳細な評価が困難であるが，超音波検査には疼痛がほとんどなく非侵襲的であるため，小児に対しても繰り返し施行しやすいことも利点である．

外傷においては，創部から離れた部位で末梢神経が損傷されていることがあるが，超音波検査においてモニターの一画面内に描出できるのはプローブの幅に限定された範囲のみであるため，十分にプローブを動かさないと病変部位が検査範囲から漏れてしまう可能性があることに，予め注意しておくべきである．そのため，ある程度病変部位の予測を立てておくことも必要であり，検査に先立って神経学的診察を行うことは重要である．また，仰臥位から動かせない患者の坐骨神経など，技術的に描出困難な場合もあり得る．

外傷性末梢神経障害の超音波所見と予後についてまとめた文献はほとんどないが，Coraciらは膝関節

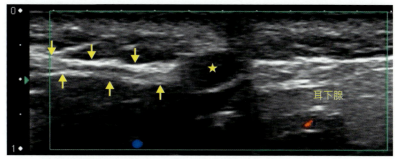

図1 耳下腺腫瘍切除術時の大耳介神経切断による stump neuroma
大耳介神経（矢印）が耳下腺の近傍で切断され，stump neuroma（星印）を形成している．血管でないことを示すためカラードプラを併用している．

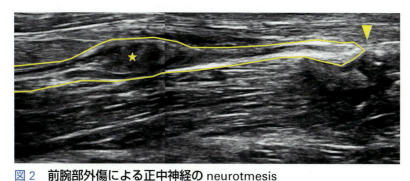

図2 前腕部外傷による正中神経の neurotmesis
実線で囲まれた部分が近位側の断端であり，矢頭部で神経上膜の途絶を認める．Neuroma（星印）の形成も認める．

（東京医科大学茨城医療センター脳神経内科 塚本浩先生のご厚意による）

脱臼後に認められた総腓骨神経障害を超音波を用いて検討し，神経の腫脹が強く病的変化をきたしている範囲が大きい症例は予後不良であり，超音波画像上の神経の変化がないか軽微な例は予後がよい可能性があると述べている[1]．

このように外傷性末梢神経障害に対する超音波検査は，急性期の診断や治療後のフォローアップや予後評価も含めて，非侵襲的に障害部位の評価が可能であり，さらなる知見の蓄積により検査法としての発展が望まれる．

■文　献

1) Coraci D et al：Fiblar nerve damage in knee dislocation：spectrum of ultrasound patterns. Muscle Nerve 51（9）：859-863, 2015
2) Ali ZS et al：Ultrasonographic evaluation of peripheral nerve. World Neurosurg 85：333-339, 2016
3) Toida F et al：Preoperative evaluation of peripheral nerve injuries：What is the place for ultrasound? J Neurosurg 22：1-12, 2016
4) Padua L et al：Ultrasound as a useful tool in the diagnosis and management of traumatic nerve lesions. Clin Neurophysiol 124（6）：1237-1243, 2013

［渡辺大祐・阿部達哉］

各論　B. 筋疾患

1 炎症性ミオパチー

1 炎症性ミオパチー

a 多発性筋炎（PM）・皮膚筋炎（DM）

　自己免疫性の炎症性筋疾患で，主に体幹や四肢近位筋，頸筋，咽頭筋などの筋力低下をきたす厚生労働省が認定する特定疾患である．典型的な皮疹を伴うものは皮膚筋炎と呼び，臨床調査個人票の解析によれば，PMとDMはほぼ同数で女性優位である．発症ピークは5〜9歳と50歳代であるが，特に高齢者においては，後述する封入体筋炎とPMとの鑑別が必ずしも容易ではない．また，皮膚筋炎のなかには皮膚所見のみの無筋炎性皮膚筋炎が存在するが，筋にも病変が波及するかを追跡することは重要である．PM・DMは皮膚科，膠原病/リウマチ科，神経内科などの診療科が主として対応すると思われるが，特にPMの概念は診療科ごとに異なることが多い．最近注目されているのは，signal recognition particle（SRP）やHMG-CoA reductaseに対する自己抗体が関与した壊死性ミオパチーであり，これらはPMとは異なる壊死性筋炎の組織像をとる[1]．筋エコーでの論文においては，壊死性ミオパチーをPMと明確に区別した論文は少なく，一括してPMと規定していることがほとんどである．

超音波検査の目的

　PMおよびDMを疑う患者に対する超音波検査の目的は，いくつかあげられる．

（1）筋病変が存在することは，近位筋優位の脱力所見や血中CK値の上昇から明らかであることが多いが，これらの異常が軽度にとどまる軽症例においては補助検査が必要となる．筋エコーにおいて客観的な異常を認めることは局在診断を筋に限定することができ，心因性や中枢神経障害との鑑別に有用である．

（2）教科書的には，近位筋優位の脱力を呈するのは筋疾患，逆に遠位部優位の脱力は神経疾患と記載されることが多いが，末梢神経疾患においても，近位筋優位の疾患は筋萎縮性側索硬化症の一部などに存在する．線維束性収縮は神経興奮性の異常により引き起こされ，筋疾患では生じないことから，筋エコーでその有無を観察することは鑑別診断に有用である．

（3）PMやDMの確定診断は皮膚・筋生検によることが多い．筋生検の問題点として，検査感度が必ずしもよくないことがある．炎症・障害の程度が不均一であるため，障害が軽度な筋組織では炎症・変性所見に乏しく，また高度に障害された筋組織では萎縮性変化しか認めないことから，中等度に障害された部位からの筋生検を行うことが診断に必須となる．そのため，筋生検の施行部位を決定するために画像検査を行うことが多い．全身の骨格筋CTは被曝のリスクがあり，また検査範囲を広くとれないMRI機器では複数回の検査を必要とすることや，小児患者では安静に保つことが容易でないことが問題点としてあげられる．筋超音波検査はベッドサイドで行える無痛の検査であり，四肢の筋を広く評価することができるため，スクリーニングに最適である．

（4）エコー機器を用いることで筋内の血流量を容易に測定できる．パワードプラ超音波検査法はマ

イクロバブルを含有した造影剤を投与し，超音波を局所に照射することにより局所のマイクロバブルは破壊されるが，血流にのってマイクロバブルの数が増加することを利用して，エコー輝度の時間的変化をみることで筋組織の血流量を推定する技術である．炎症性ミオパチーの活動期には活発な炎症を反映して，筋組織内の血流量が増加すると考えられる[2]．

検査手順，手技上のポイント

- 検査手順は通常の筋エコーと同様である．近位筋優位の病態であるため，三角筋，上腕二頭筋，腸腰筋，大腿四頭筋などの大きな筋群を観察することに加え，前脛骨筋，腓腹筋，手根屈筋群・伸筋群と比較することも重要である．体幹筋や咽頭筋の障害を評価する場合は，臨床的所見に応じて腹直筋，背筋群，咽頭筋群の評価を追加する．

- PM/DM の診断のためには，筋生検による組織診断が必要となることが多い．PM/DM とも，筋ごとに障害の程度に差があるため，生検の候補筋と部位を選択することは診断率向上のために重要である．炎症所見が軽度であれば非特異的変化しか認めず，また高度に障害された筋は線維化や脂肪変性が進行し，筋線維を観察することができない．そのため，事前に筋障害の程度を観察する必要があり，MRI（図1），針筋電図などとともに筋エコーが用いられる．

- 小児などでは侵襲性の小さい針生検が行われることが多いが，得られる組織量が非常に小さいために，適切な組織採取が診断に必須となる．Billakota らは，40 人の患者で針筋電図所見または筋エコー所見を基に筋の針生検を行ったところ，エコーガイド下での診断確定率 50％と比較して針筋電図ガイド下では 58％と，エコーの使用による診断率の改善を認めなかったことから，筋生検部位の特定に筋エコーがどれほど有用なのかは議論がある[3]．

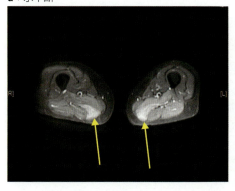
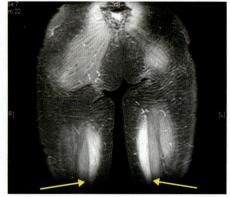

図1　PM 患者（73 歳女性）の MRI 所見
short TI inversion recovery（STIR）法にて，大腿二頭筋を中心として両側ハムストリングスに著明な高信号域を認める．

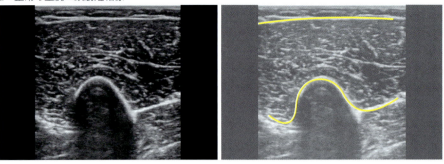

a：正常の上腕二頭筋短軸像

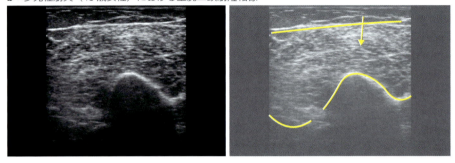

b：多発性筋炎（48歳女性）における上腕二頭筋短軸像

図2　筋エコー所見
b：正常筋構造が失われ，高輝度を示す部位が増大している（矢印）．

検査所見の解釈と判定

　　PMおよびDMにおける最も明確な筋エコー所見は，輝度の異常である（図2 ▶動画 B-1-1, ▶動画 B-1-2）．PMおよびDMが進行するにつれて炎症や浮腫が次第に進行し，慢性期には筋組織変性の結果，線維化や脂肪変性が生じる．その経過を反映して，筋エコー所見はダイナミックに変化し得る．正常筋のエコー所見では，低輝度の筋線維が高輝度の周膜に取り囲まれる像が得られる．炎症および浮腫により筋サイズが増大し，輝度の増加を認める．急性期の炎症性ミオパチーの場合，筋浮腫が主体となるため，筋輝度が低下することもある[2]．

　　筋のエコー輝度の評価は必ずしも容易でない．プローブの角度を変えることや，機器の設定ごとに異なる．主観的評価から脱するためには，何らかの定量評価が必要となる．簡易スケールともいえる筋Heckmatt筋輝度スケールは，以下の通りである．

> グレードⅠ：筋のエコー輝度は正常で，骨のエコー輝度と明確な差を認める．
> グレードⅡ：筋エコー輝度は増大しているが，骨のエコー輝度よりは低輝度．
> グレードⅢ：筋エコー輝度は著明に増大し，骨エコー輝度との差がわずかである．
> グレードⅣ：筋エコー輝度は非常に増大し骨エコー輝度と同レベルである．

　　しかしながら，このスケールを用いるためには骨を画像中に収める必要があり，それが不可能な場合がある．その場合は改変スケールとして，筋膜のエコー輝度との比較を行う[4]．

筋炎の初期には正常筋パターンが描出できなくなるが，その病変は筋の一部にとどまるため，複数の角度および筋から描出を試みる必要がある．筋炎がさらに高度になると，炎症および浮腫が高度になり，広範な画像異常を示すようになる．皮膚筋炎は小児でのデータが比較的多い．小児での皮膚筋炎では，石灰化を筋組織内や筋膜周囲に認めることがあり，石灰化を支持するエコー所見としては，後方にアコースティックシャドウを認めることが報告されている．Reimers は，成人の炎症性筋疾患者において筋エコー，針筋電図，血中 CK 値を比較したところ，針筋電図とエコー検査はほぼ同等の検査感度だった．PM での典型的な筋エコーパターンは筋萎縮と下肢中心のエコー輝度増大であるのに対し，DM では前腕中心にエコー輝度増大を認め，筋萎縮の程度は軽度だった．エコーと筋組織所見の比較を行うと，筋脂肪変性のほうが，線維化よりもエコー輝度の増大に与える影響が大きかった[5]．

　Weber らは，パワードプラ法を用いて筋内血流を PM/DM で評価したところ，PM/DM 患者では筋内血流の速度および血流量は正常に比べて増加していた[6]．しかしながら，筋血流パラメータは年齢，筋収縮（運動の有無），末梢血管障害の有無などによって鋭敏に変化するため，信頼性に乏しい可能性が指摘されている．

▶動画 B-1-1　正常の上腕二頭筋．短軸像（前半）と長軸像（後半）を示す．
▶動画 B-1-2　多発性筋炎患者（48 歳女性）の上腕二頭筋．正常（▶動画 B-1-1）と比較すると筋の正常構造が消失し，高輝度部の割合が高い．

b 封入体筋炎（IBM）

超音波検査の目的

　封入体筋炎（inclusion body myositis：IBM）は高齢者で多い筋疾患である．PM，DM，筋ジストロフィーでは，上下肢とも近位筋優位の脱力パターンをとることが多いが，IBM では特徴的なパターンをとり，上肢では深指屈筋（flexor digitorum profundus：FDP）を中心とした手指屈筋群，下肢では大腿四頭筋や前脛骨筋が主として障害される．しかしながら，非典型的な脱力パターンをとることがまれではなく，左右非対称な進展の場合や，頸部・咽頭筋群が障害された場合など，筋萎縮性側索硬化症（ALS）との鑑別が困難な場合がある．IBM との確定診断は，筋生検で特徴的な縁どり空胞やアミロイド蛋白の沈着などを認めることにより行われる．しかし，これらの特徴的な筋病理所見を認めない症例も多く，発症から診断まで平均 5 年かかるという報告がある．筋超音波検査を行い，筋ごとの障害パターンを明らかにすることが超音波検査を行う目的の 1 つである．また筋生検を行う際のポイントとして，筋萎縮が高度でなく，かつ障害が存在する中程度に障害された筋から行うことがあげられる．そのため筋超音波検査を行うことで，筋生検に適した部位を評価することも超音波検査の目的である．

検査手順，手技上のポイント

- プローブは 11 MHz 程度のリニア型を用いるのが一般的である．検査手技は通常の筋超音

各論 B　筋疾患

a：正常

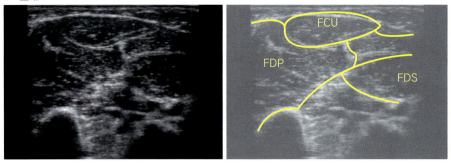

b：封入体筋炎

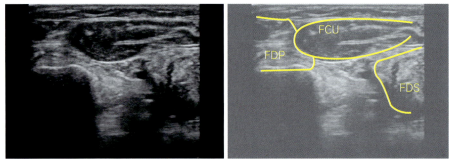

c：多発性筋炎

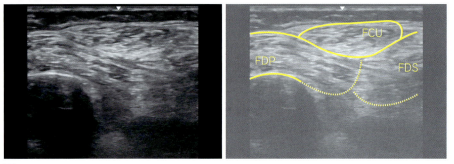

図3
前腕尺側にプローブを当てると尺側手根屈筋（flexor carpi ulnaris：FCU）が浅層に，深指屈筋（flexor digitorum profundus：FDP）と浅指屈筋（flexor digitorum profundus：FDP）が深層に観察される．正常（a）では，これらの3筋のエコー輝度はほぼ同一である．多発性筋炎（c）では3筋が同様に高輝度を示すのに対して，封入体筋炎（b）ではFCUの筋輝度が比較的正常なのに対して，FDPやFDSの筋エコー輝度が上昇する．また，FDPは筋萎縮が著明なことが多い．

波検査と大きくは変わらないが，後述する通り，深指屈筋と内側腓腹筋の比較的高輝度がIBMに特徴的であるため，それらの筋と対照筋とが適切に描出できるアングルをとる必要がある．

(1) FDP，浅指屈筋（flexor digitorum superficialis：FDS），尺側手根屈筋（flexor carpi ulnaris：FCU）の3筋を同一画面上に描出するために，前腕近位の尺骨側にプローブを当てる（図3）．

(2) 内側腓腹筋とヒラメ筋を描出するためには，下腿内側にプローブを当てることで内側

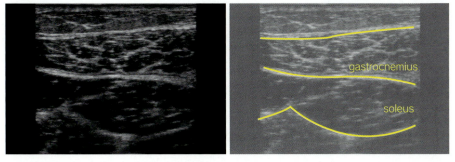
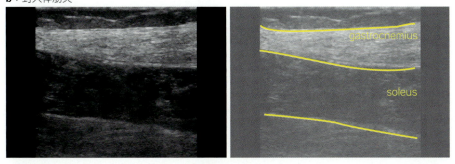
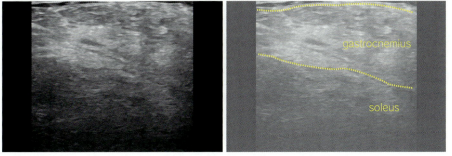

図4

下腿内側にプローブを当てると内側腓腹筋（gastrocnemius）が浅層に，ヒラメ筋（soleus）が深層に観察される．正常（a）では両者の筋線維は低輝度であり，多発性筋炎（c）ではともに高輝度を示す．封入体筋炎（b）では内側腓腹筋が著明に高輝度を示すが，ヒラメ筋では輝度の変化に乏しいため，両筋輝度のコントラストが封入体筋炎に特徴的である．

腓腹筋が表面側，ヒラメ筋が深部に描出できる（図4）．これら2筋は高輝度の筋膜にて仕切られているので輝度の比較は容易である．
- これらの部位に加えて，多発性筋炎や皮膚筋炎などで行われる部位を評価する．また，嚥下困難や首下がりなど，非典型的な分布をとる例においては当該筋の評価も行う．
- IBMにおいては末梢神経の輝度や断面積の異常が起こることはないが，筋萎縮性側索硬化症（ALS）など，神経原性疾患との鑑別が必要な場合は末梢神経および神経根のエコー検査を考慮する．

検査所見の解釈と判定

　各筋における障害の程度は，筋萎縮の有無と筋輝度異常の有無により判定する．特徴的なIBMではFDPと大腿四頭筋群が著明に萎縮するため，それらの筋厚が低下する．非典型例では，障害された筋群での筋萎縮が生じる．筋線維の障害により線維化や脂肪変性が生じる結果，筋輝度が増大するため，輝度異常の分布を評価することが診断に重要である．しかしながら，筋輝度の絶対評価は容易ではない．機器設定やプローブを当てる角度で輝度の絶対値は容易に変化するからである．そのため筋エコー輝度の評価には，同一画面上に描出される複数の筋における輝度を比較する方法がより信頼度が高い．

　上肢においてはFDPの脱力および筋萎縮が特徴的であるため，DPでの輝度がFCUのそれより増大していることが報告されている（図3）[7]．しかしながら，FDPの萎縮が高度の場合，筋の同定が容易でない可能性がある．下肢においては，内側腓腹筋がヒラメ筋の輝度より増大していることが最近報告された（図4）[4]．両筋ともサイズが大きく，比較描出は比較的容易である．注意すべきこととしては，内側腓腹筋の選択的輝度増大はIBMに特徴的ではないことである．そのため，この指標は参考所見にとどめ，ほかのデータと組み合わせて診断を行うべきである．

2　そのほかの炎症性ミオパチーおよび周辺疾患

a　骨化性筋炎（myositis ossificans）

　骨化性筋炎は整形外科領域の疾患である．非炎症性軟部腫瘤であり，外傷性と非外傷性に分けられる．非外傷性の原因としては熱傷，テタニー，筋肉血腫などに続発し得る．若年者に多く，好発部位は肘，大腿部，殿部などである．CTやX線では発症早期には軟部組織の腫脹が生じ，数週間後には斑状の淡い石灰化を認める．1〜2ヵ月後にはレース状の辺縁明瞭な骨化所見を認める．骨シンチでは集積を認める．MRIでは急性期に浮腫上変化を病変部に認め，慢性期には成熟した骨化像を呈する．

　長軸あるいは短軸Bモードでの筋エコーを行うと，筋内に骨化あるいは石灰化を認める[8]．パワードプラモードでは骨化，あるいは石灰化病変の周辺に活動性の亢進を認める．

b　足底筋膜炎

　足底筋膜炎は足底あるいは踵部の疼痛を引き起こし，足部症状の1割程度を占める疾患である．エコーにより足底筋膜の肥厚を認めることは，診断基準として確立されている．足底筋膜が4mm以上，あるいは1mm以上の左右差を認める．あるいは，筋膜周辺の浮腫や液体貯留を示唆する低エコー輝度を認めることもある[9]．

c 化膿性筋炎（pyomyositis）

　化膿性筋炎は主として筋組織の間質に変化をきたし，二次性に筋組織が侵される．症状としては局所の筋痛，発赤，腫脹などがある．起因菌はブドウ球菌によるものが多く，連鎖球菌，結核菌，グラム陰性桿菌に加えウイルス性，真菌性，寄生虫性などの原因も報告されている．HIV感染症，糖尿病，悪性腫瘍，臓器移植後などの基礎疾患による免疫不全状態が関連することが多い．罹患する筋としては大腿四頭筋，下腿三頭筋，腸腰筋などが多い．診断には，血液や膿瘍からの培養所見が重要である．治療は病巣の大きさや組織障害の程度により，外科的切除，穿刺吸引，抗生物質などの治療が選択される．

　CTやMRIによる診断はゴールドスタンダードと考えられているが，診療所や救急部での迅速な診断のためには筋超音波検査は重要である．

　超音波検査は罹患している筋群を中心に行うが，エコー輝度や筋厚の比較のため，正常側との比較が重要である．化膿性筋炎の典型的エコー所見はステージや侵襲により異なる．初期の蜂巣炎期には丸石状の所見，局所の筋浮腫を示唆する低エコー域を認めるが，後期の化膿期には筋内膿瘍により正常筋構造の消失，筋エコー輝度の低下あるいは混在，筋厚の増大，深部の音響強調所見を認める[10,11]．

d 好酸球性筋膜炎（eosinophilic fasciitis）

　好酸球性筋膜炎は30～60歳代の男性に多く，発熱，筋痛，関節痛，疲労を前駆症状とすることが多い．皮膚や皮下組織は肥厚し橙皮状となるが，強皮症とは異なり，手指の皮膚硬化やレイノー症状はない．皮膚および皮下組織の浮腫，関節拘縮，筋関節痛を呈する．血液検査では好酸球数の増加，ポリクローナルな高ガンマグロブリン血症を示すが，CK値は正常か軽度増加にとどまる．病理的には筋膜の肥厚，炎症細胞浸潤，真皮深部でのコラーゲン組織のヒアリン様変性と筋膜周囲の筋炎所見を認める．ステロイド薬の効果があることが多い．

　筋超音波では，皮膚や皮下組織の低エコー性の肥厚を認める[12]．

［森　敦子・野寺裕之］

各論　B. 筋疾患

2　筋ジストロフィー

　神経筋超音波の研究は，1980年にHeckmattらがデュシェンヌ型筋ジストロフィー（Duchenne muscular dystrophy：DMD）患者の骨格筋超音波所見に関する報告をしたのが嚆矢である[1]．当時はCTスキャンによる骨格筋画像評価も臨床応用され始めた頃であり，後述するように本邦でも筋ジストロフィー患児の骨格筋超音波所見とCT所見とを比較した研究などが1980年代に複数行われている．

検査手順，手技上のポイント

a）筋ジストロフィーの骨格筋超音波検査における機器セッティング

- 基本的には，一般的な骨格筋超音波検査におけるセッティングを用いる．頸動脈用のプリセットなどでも，ある程度代用可能である．骨格筋超音波検査における一般的な注意点はp47「総論4. 筋エコーの基礎と正常所見」に述べられているので，参照されたい．

- プローブ周波数については，高周波数帯を用いるほど，筋の表在部における空間分解能は向上する．しかし注意すべき点は，筋ジストロフィーの病態が進行するに従って，骨格筋変性の影響を受けて筋組織内での超音波ビームの散乱減衰が強くなるため，高周波のプローブであるほど深部がより描出しにくくなることである（図1a）．その場合は適宜プローブ周波数を下げたり，フォーカス位置を深くしたり，sensitivity time control（STC）/time gain compensation（TGC）を調節して深部組織の明度を調整してもよい．しかし，それに伴って筋輝度も変化してしまうため，後述するグレースケールなどを用いた筋輝度の定量的評価を行う場合は基準値が変わることになる（図1a，b）．

- 機器の性能面においては，新しい超音波機器のほうが高周波でも深部まで描出する能力が向上している傾向がある．過去の骨格筋超音波に関する報告では，深部までの描出力を確保するために5〜7.5 MHz程度の周波数帯を用いていることが多いが，比較的最近の報告では，10〜12 MHz程度のより高い周波数帯を用いているものもある．また，5〜17 MHzといった広域周波数帯をカバーするプローブを用いている報告も散見される．

- どのようなセッティングや周波数帯が筋ジストロフィーの骨格筋評価に最も適しているかを検討した報告はないが，高周波数帯を用いることで空間分解能が向上し，早期の病変に対する感度が向上すると考えられる．それに対して，進行期の病変では浅層部が非常に高輝度になる一方で，深部構造が暗く描出され評価困難となるため，比較的低周波数帯を用いたほうが，ある程度病変が進行した後でも骨格筋が広く観察しやすくなるし，やや低めのゲインにしたほうが筋輝度変化のダイナミックレンジを広くとることができる．

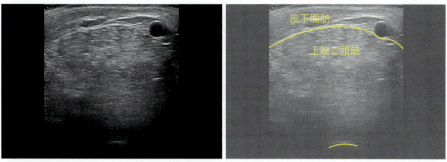

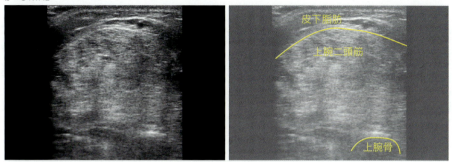

図1　プローブ周波数の違いによる筋超音波画像の変化
デュシェンヌ型筋ジストロフィー患者（28歳男性）の上腕二頭筋横断像．
a：筋の表層は精細に描出されているが，深層は超音波信号が減衰して描出不良である．
b：深部まで描出されている．

検査所見の解釈と判定

a）筋ジストロフィーの骨格筋超音波所見とその測定方法

　いわゆる筋ジストロフィーの骨格筋病理所見とは，筋線維の大小不同，壊死・再生，結合織の増加である[2]（図2d）．超音波は，音響抵抗の異なる物体が隣り合っている際には，その境界で反射される性質があるため，筋線維の間に結合織や脂肪織などが入り込むことによりエコー反射面が増加する．この結果，筋ジストロフィーにおける骨格筋超音波所見として筋の輝度が上昇する（図2a，b）．

　筋ジストロフィーの罹患筋を超音波で観察すると，すりガラスのような比較的均一な輝度上昇を呈し，通常なら筋内に粒状・線状高輝度にみえる筋周膜由来のエコー像が不明瞭となる．また，筋力低下した後も筋の厚さは比較的保たれており，皮下脂肪の厚さが増加していることが多い（図2e，f）．筋変性が進行するとともに，超音波ビームの強い散乱と減衰をきたして深部の組織は描出され難くなる（図1a，図2f）．この現象は進行期の筋炎で筋の線維化をきたしたような場合にも認められるが，比較的急性期の筋炎では，強い輝度上昇があっても深部の骨まで比較的よく観察できる[3]．超音波画像上の筋輝度上昇と病理学的所見との関係については，筋炎患者における生検筋組織像と骨格筋超音波画像との比較から，脂肪浸潤のほうが線維化よりも筋輝度上昇に与える影響が大きいという報告がある[4]．しかし

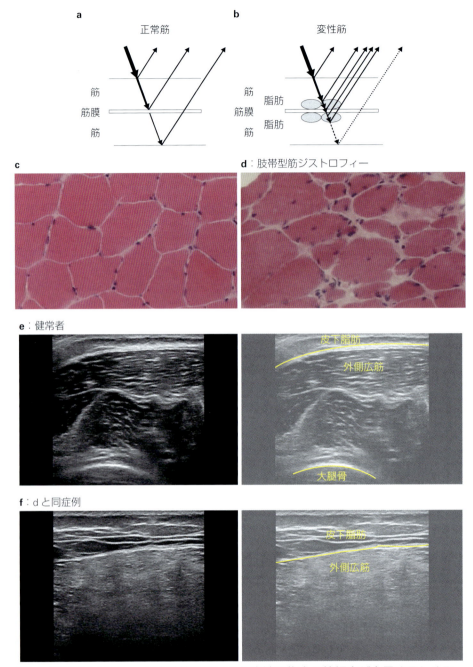

図2 筋ジストロフィーの変性筋において超音波画像上の筋輝度が上昇するしくみ

a，b：正常筋（a）と比較して，変性筋（b）では筋組織内に結合織や脂肪織が入り込むことによって超音波反射面が増加し，輝度が上昇する（文献18を参考に著者作成）．

c：筋疾患を疑われて筋生検されたがほぼ正常だった筋組織（HE染色）．

d：60歳男性の外側広筋（HE染色）．筋線維の大小不同，結合組織の増加を認める．

e，f：外側広筋横断面の超音波画像．18 MHzプローブを使用．fは筋生検前に撮影した外側広筋．健常者に比べてすりガラス様に筋輝度が上昇し，筋周膜由来の筋内部の線状高エコーが不明瞭になっている．また超音波ビームの減衰のため深部は暗くなっている．皮下脂肪の厚さの増大を認める．

一方で，脂肪浸潤の少ない筋ジストロフィー犬を用いた研究においては，筋内の線維性組織の増加が超音波画像における輝度上昇と強く相関しており，脂肪織の割合とは相関せず，臨床における超音波画像上の筋輝度上昇は，脂肪浸潤と線維化の両方から生じるのであろうと述べられている[5]．また，筋ジストロフィーの罹患筋において炎症や浮腫を認めることがあるが，超音波画像上で軽度の炎症や浮腫をとらえることは，脂肪浸潤や線維化をとらえるほどには容易ではない．

骨格筋の病的変化を超音波画像上で定性的に判定するスケールとして最も有名なものは，1982年に Heckmatt らが提唱した，筋輝度が上昇するにつれて深部の骨エコー像が不明瞭になっていくことに着目して4段階に分類するスケールである（詳細は p134 参照）．本邦においては，筋内の筋周膜由来の線状高エコーの明瞭さを考慮したスケールも考案されている[6,7]．筋輝度の定量的評価としては，グレースケールを用いた定量法が最も一般的である．これは超音波画像をパソコンに取り込み，ソフトウエアを用いて設定した関心領域のグレースケールを算出することで評価する．ただし筋ジストロフィーの観察において，骨格筋の浅層部が輝度上昇している場合には，より深部は超音波ビームの減衰により暗く描出されるため，輝度の評価には注意を要する．骨格筋のグレースケール評価では通常，筋膜が入らないように注意しつつ，できるだけ目的筋の全体を関心領域とするのが一般的であるが，筋ジストロフィーの罹患筋の評価においては，高輝度の浅層部だけを関心領域としている研究も散見される．また，筋輝度自体が超音波機種やそのセッティングにより大きく変化するため，機器やセッティング，評価法ごとに正常筋をグレースケールで評価した基準値を用意する必要がある．

超音波機器において，組織から反射してくる超音波信号は，各々の機器によって異なる加工や圧縮を加えた後に画像としてモニタに描出されるため，画像上の筋輝度が超音波機器ごとで異なる原因の1つとなっている．Zaidmann らは，超音波後方散乱信号（backscatter）を，後処理や圧縮などの画像を歪ませる各種のファクターを受けることなく抽出し，その強度を定量解析して病的変化の指標とする方法（backscatter analysis）を提唱している[8]．しかし，超音波機器の一般的なユーザーにはこの加工前の信号データにアクセスする手段はなく，機器に特別な調整を施す必要があるため，現在のところ，この backscatter analysis 法は一般化していない．

筋の厚さは超音波機器の違いによる測定値の変動が少なく，再現性の高いパラメータである．しかし，筋ジストロフィー患者においては，筋の厚さに変化がなくとも筋力が低下することがあるため，病勢の指標にはなり難いこともある．また筋病変が重度になると，計測点である深部の骨との境界が画像上で不鮮明となることがあり，そのため筋の厚みが測定できなくなることもある．

超音波検査でしか得られない情報として，生体組織の弾性を評価するエラストグラフィが登場しており，近年さまざまな疾患での検討がなされている．骨格筋に対するエラストグラフィの評価において，デュシェンヌ型筋ジストロフィー患者は健常者に比べて筋弾性が上昇

していたと報告されている[9]．

スクリーニングまたはフォローアップツールとしての骨格筋超音波検査

　筋ジストロフィーのみを対象としたものではないが，神経筋疾患のスクリーニングにおける骨格筋超音波検査の有用性を評価した前向き研究が複数ある．定性的な評価のみを行った骨格筋超音波検査では，検者の熟練度に依存するが，神経筋疾患に対する感度は 67〜81％，特異度は 84〜96％であった．年齢による超音波画像上の筋輝度の変化は 20 歳頃までほとんどないので，定性的評価は成人よりも小児の患者に対して行う際に信頼性が高くなる．一方で，成人においては，筋輝度を定性的に評価する際，加齢や肥満の影響で輝度上昇することに注意が必要である．グレースケールを用いた定量的筋輝度評価を行えば，感度は 87〜92％に上昇する．3 歳以下の小児では骨格筋超音波検査で疾患を検出する感度は低下するが，定量的筋輝度評価を用いた場合，特異度は高いといわれている．一方で，ミトコンドリア病や先天性筋ジストロフィーの小児では，骨格筋超音波画像所見の程度と疾患としての重症度は相関せず，感度はそれほど高くないと報告されている[3]．

　筋ジストロフィーのフォローアップに骨格筋超音波検査を用いた報告はまだ少ない．Jansen らは，3〜15 歳のデュシェンヌ型筋ジストロフィー（DMD）の男児 11 名の身体機能と定量的骨格筋超音波所見（上下肢の筋輝度・厚さ）を，前方視的に中央値 27.5 ヵ月間追跡した．その結果，筋輝度は年齢とともに上昇し相関したが，筋の厚さは年齢と相関せず，筋輝度の Z スコアの合計は身体機能スコアと相関し，上腕二頭筋輝度と肘屈筋筋力や，大腿四頭筋輝度・筋厚と膝伸展筋筋力の間に負の相関を認めたと報告している．また検査時間について，上腕二頭筋・前腕屈筋群・大腿四頭筋・前脛骨筋の描出と厚さの測定は毎回 20 分以内で施行可能であり，筋輝度の計測も 10 分程度であったと強調している[10]．Jun らは，4〜12 歳の DMD の男児 66 名を 0.75 mg/kg/日の連日プレドニゾン投与群とプラセボ投与群にランダムに分け，投与開始前と 12 ヵ月後の身体機能と骨格筋超音波所見（大腿四頭筋の厚さ・輝度）を評価したところ，プレドニゾロン投与群で有意に身体機能が改善し，また超音波所見の改善（筋厚の増加，筋輝度の減少）を認めたと報告している[11]．

b）これまでに報告されている筋ジストロフィー病型別の骨格筋超音波所見

デュシェンヌ型筋ジストロフィー（DMD）の骨格筋超音波所見としては，一般的にびまん性でしばしば強い筋輝度上昇をきたす一方で，筋の厚みは比較的保たれていることが多い．筋輝度は2～3歳までは正常なこともあるが，歩行開始後はすべての患児で病的な上昇を認めるようになり，以降は年齢とともに増強し，疾患の重症度や筋病理の進行度と相関する[12]．一方，西村らは1989年に40名のDMD症例について，7.5 MHzリニアプローブを用いた骨格筋超音波とCT検査との比較を行い，病変が進行してCT上著明に低吸収となっている筋では超音波上でも筋輝度が低下傾向であることを指摘し，筋の脂肪化が進んだ結果，むしろ組織が均一化したためであろうと考察している[7]．同様に，仮性肥大した下腿筋の輝度は正常または上昇するが，脂肪置換が高度になると皮下脂肪のような低輝度となることが知られている[13]．

DMDでは，筋力や身体機能の低下とともに筋輝度が上昇するのに対し，ベッカー型筋ジストロフィー（Becker muscular dystrophy：BMD）では，筋力が正常であっても筋輝度のみ上昇していることもある．早期のDMDやBMDでは，その病変分布を反映して，上腕二頭筋より大腿四頭筋のほうが超音波画像上の病的所見（筋輝度上昇，筋周膜由来エコーの不明瞭化，深部エコーの減衰）が強い傾向がある（図3 a，b）．

DMD・BMD以外の筋ジストロフィーの骨格筋超音波所見に関する知見はまだ少ない．筋強直性ジストロフィー（myotonic dystrophy：DM）においては，超音波画像上の咬筋の厚さが健常者に比べて減少し，筋輝度も上昇していたとの報告がある[14]（図4）．DM1型・DM2型ともに，ほとんどの患者で軽度から中等度の筋輝度上昇をきたし，年齢や重症度とともに輝度は上昇する．DM2型では，DM1型に比べて上腕二頭筋の厚さが減少している一方で，咬筋や大腿直筋の筋萎縮は23％に認められたのみであり，臨床所見の分布と一致していたと報告されている[15]．

顔面肩甲上腕型筋ジストロフィー（facioscapulohumeral muscular dystrophy：FSHD）は，骨格筋の障害程度に左右差があることが特徴である（図5 a，b）．Janssenらは，5名のFSHD患者に対して骨格筋超音波での定量的輝度評価と骨格筋MRIでのT1信号強度を評価し，超音波検査はダイナミックレンジが広いため，進行期病変でもフォローアップできる利点があるが，FSHDのような不均一な病変の広がりを評価するためにはMRI検査のほうが適していると述べている[16]．

c）骨格筋超音波検査と骨格筋CT・MRI検査との比較

骨格筋超音波検査は，線維化や脂肪浸潤といった筋の病的変化を画像上の筋輝度や筋内部エコーパターンの変化としてとらえることができ，感度が高い．これに対して骨格筋CT検査は，筋の線維化よりも脂肪浸潤や萎縮をとらえやすい．また，骨格筋MRI検査のT1強調画像も，脂肪浸潤に対する感度が高い．一方で，超音波検査で筋内の浮腫や炎症を検出する感度は，線維化や脂肪浸潤に対するほどは高くない．炎症や浮腫を評価するためには，MRIのshort-tau inversion recovery（STIR）画像を用いるほうがとらえやすい．

各論 B　筋疾患

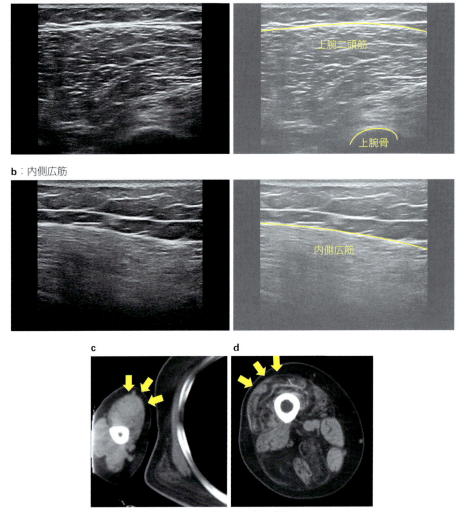

図3　ベッカー型筋ジストロフィー患者（42歳男性）
骨格筋超音波横断像．上腕二頭筋（a）に比べて内側広筋（b）のほうがすりガラス状に輝度上昇し筋周膜由来の線状高エコーが不明瞭で深部の超音波信号減衰が強く，筋の変性が強いことが示唆される．同患者の骨格筋CT画像においても，上腕二頭筋（cの矢印）よりも大腿四頭筋（dの矢印）に変性が強いことが確認できる．

　骨格筋を評価する場合，超音波画像は一画面内に描出できる範囲が狭い点が問題である．例えば，大腿全体の断面画像を得るにはパノラマ撮影して合成する作業をしなくてはならない．一方で，CT・MRI画像のほうがより広い範囲を俯瞰して病変の分布を観察できるため，罹患筋の分布から病型を推測するのに適している．また，超音波検査では深部の筋は超音波信号が減衰するため描出されにくく，さらに浅層の筋に変性があると減衰が強まるため，むしろ深部筋は，CT・MRI検査でなければ評価できないことも多い．一方，小児や安静が難しい患者においては，超音波検査はプローブを当てて画像を得る瞬間だけ目的筋が動かずにいればよいため，CT・MRI検査よりも特に適応しやすい．また，超音波検査はベッドからの移

44.8±3.0 mm と報告されており，ALS 患者では有意に低下している．また，ALS 患者の舌の厚さは時間経過とともに低下することも示されており，経時的評価という点においても，エコーは簡便で非侵襲であるから有用である．舌萎縮は本来視診で評価すべきだが，日本人の ALS 患者で 40 mm 未満は萎縮が強く示唆される．

ALS での舌エコーは線維束性収縮もあわせて評価できるので，診断的な観点からも意義がある[3]．線維束性収縮の検出には高周波数のリニアプローブのほうが優れるが，舌の厚さの評価，動きの評価では舌全体をとらえる必要があるので，低周波数のコンベックスプローブのほうが望ましいと考えられる．

脳血管障害における舌エコーの有用性も示されている[4]．脳血管障害は急性疾患であるため，舌の厚さやボリュームの評価は適しておらず，舌運動速度を計測した機能評価がよい．セクタプローブを用いて，舌背表面の高輝度線を M モードで観察する．唾液嚥下によって，まず最初に舌は尾側に下がり，その後，頭側に上がる．その各々の速度と高低差を計測すると，嚥下障害のある患者では，速度低下と高低差の減少がみられる．

嚥下機能評価としての舌エコーについて，既報をもとに概説した．エコーでの嚥下機能評価は，舌エコーを中心とした口腔相の評価での有用性は確立しつつあり，従来の検査法を補完し得る検査法といえる．

■文　献

1) Tamburrini S et al：Amyotrophic lateral sclerosis：sonographic evaluation of dysphagia. Radiol Med 115（5）：784-793, 2010
2) Nakamori M et al：Tongue thickness evaluation using ultrasonography can predict dysphagia in amyotrophic lateral sclerosis patients. Clin Neurophysiol 127（2）：1669-1674, 2016
3) Misawa S et al：Ultrasonographic detection of fasciculations markedly increases diagnostic sensitivity of ALS. Neurology 77（16）：1532-1537, 2011
4) Tomii Y et al：A new ultrasound method for evaluating dysphagia in acute stroke patients. Int J Stroke 6（3）：279-280, 2011

［中森正博］

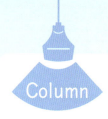

Column ミオパチーでの呼吸筋

筋ジストロフィー (muscular dystrophy : MD) などのミオパチーは，筋骨格筋の障害により運動機能のみならず，呼吸機能や嚥下機能の低下を認める．特に呼吸機能障害は，生命予後に直接関係するためきわめて重要であり，適切な評価および管理が必要

である．MD では，病型によって発症年齢，障害されやすい筋群，重症度が異なり，呼吸障害の発現の仕方が異なる．また中枢神経障害，球麻痺，心筋障害，脊柱変形などを合併すると，呼吸障害や呼吸管理に大きな影響を及ぼす．呼吸筋障害はデュシェン

a：正常横隔膜超音波

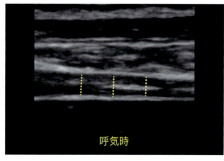
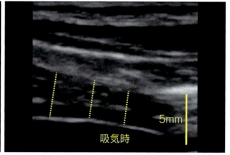

b：肢体型筋ジストロフィー

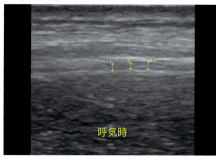
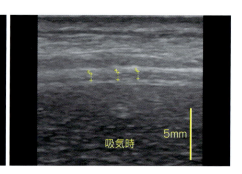

c：顔面肩甲上腕型筋ジストロフィー

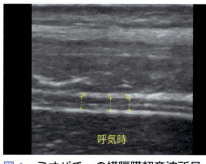
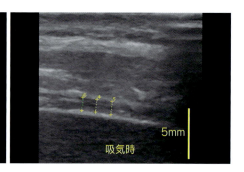

図1 ミオパチーの横隔膜超音波所見

a：横隔膜厚は安静呼気時 2.0 mm，最大吸気時 3.7 mm．
b：83歳女性．%FVC は 30％以下（正確に施行できず）．横隔膜厚は呼気時 0.62 mm，最大吸気時 0.68 mm と，横隔膜は高度に萎縮しており，吸気でもほとんど肥厚しない．横隔膜 CMAP 振幅は 216 μV と同程度の横隔膜萎縮を認める ALS の症例と比べると，比較的保たれていた．
c：19歳男性．%FVC は 74％．横隔膜厚は呼気時 1.15 mm，最大吸気時 1.28 mm，変化率 10％と軽度の横隔膜萎縮と変化率の低下を認める．横隔膜 CMAP 振幅は 747 μV（正常は 400 μV 以上）と正常であった．

ヌ型筋ジストロフィー（DMD）や先天性筋ジストロフィー（congenital muscular dystrophy：CMD）などでは呼吸筋力低下が主体で，筋強直性ジストロフィーでは呼吸調整障害により低酸素血症や睡眠時無呼吸症候群もみられる．また Pompe 病，先天性ミオパチーなどは，歩行可能でも呼吸筋罹患による呼吸不全をきたすことがあり，原因不明の拘束性換気障害として人工呼吸器管理されている場合もある．

ALS などの神経原性疾患と同様に，NPPV などの呼吸補助や酸素療法のタイミングを適切に判断することが，予後や QOL の維持向上につながる．現在はスパイロメトリーによる評価が一般的であり，DMD の呼吸管理のガイドラインでも，年1回は FVC を測定し，呼吸機能のモニタリングを行うべきとある[1]．しかし，スパイロメトリーは患者の協力が必要不可欠であり，小児や顔面筋力低下がある患者では正確に評価することが難しい．そのため，特に小児例も多い筋疾患では，超音波検査は低侵襲な呼吸筋評価法として期待されている．

しかし，ミオパチーに対して，呼吸筋評価のために超音波を利用した研究は少ない．De Bruin らは，超音波の B モードを使用し，10人の DMD 患者の横隔膜を観察した．DMD では，安静呼気時の横隔膜の厚さは正常コントロール群と比較してやや厚くなっているものの，吸気時での厚さの変化が乏しく，筋収縮能の低下がみられた．これは，DMD 患児の横隔膜の仮性肥大と考察している[2]．また Ayoub らは，同様に7人の DMD の患者に超音波の M モードを使用して，体位と横隔膜の収縮能の関係を調べ報告している[3]．一方で Sarwal らは，X-linked myotubular myopathy 犬に対して横隔膜超音波検査を行い，コントロール犬と比較して横隔膜の萎縮とエコー輝度の上昇を確認している[4]．

自験例で，横隔膜の厚さと横隔膜 CMAP 振幅の関係をみると，少数例での比較ではあるが，筋疾患は同程度の横隔膜萎縮でも CMAP 振幅が比較的保たれている場合が多かった（図1）．しかし，顔面肩甲上腕型筋ジストロフィー（FSHD）の症例が多く，漏斗胸などの胸郭の変形などによる横隔膜の位置などの影響がある可能性がある横隔膜の形態学的観察においては，ミオパチーごとの違いや神経原性疾患との違いなど，さまざまな未解決の問題があり，今後の研究課題として重要である[5]．

超音波による呼吸筋評価は簡便で低侵襲であり，多くの場面で活用されていけば，有用性が明らかになっていくと思われる．

■文 献

1) 久留 聡：【筋疾患 up to data】筋ジストロフィーの呼吸管理．BRAIN and NERVE 63(11)：1229-1236, 2011
2) De Bruin PF et al：Diphragm thickness and inspiratory strength in patients with Duchenne muscular dystrophy. Thorax 57 (5)：472-475, 1997
3) Ayoub J et al：Diaphragm kinetics during pneumatic belt respiratory assistance：a sonographic study in Duchenne muscular dystrophy. Neuromuscul Disord 12 (6)：569-575, 2002
4) Sarwal A et al：Ultrasound assessment of the diaphragm：preliminary study of a canine model of x-linked myotubular myopathy. Muscle Nerve 50 (4)：607-609, 2014
5) Noda Y et al：Ultrasonographic diaphragm thickness correlates with compound muscle action potential amplitude and forced vital capacity. Muscle Nerve 53 (4)：522-527, 2016

［野田佳克・関口兼司］

各論

C. エコー検査法の進歩と筋電図同時記録

a エラストグラフィ

検査の目的

生体組織の硬さ情報を得ることにより，背景の病理学的変化を推察することができる．総称してエラストグラフィと呼ばれる技術により超音波検査（ultrasonography：US）を用いて硬さ情報を得ることが可能である．2000年代初頭に日本企業が製品化して以来，各メーカーが技術革新にしのぎを削っている分野である．

プローブに圧迫を加えることで内部組織を変形させると，硬い組織に比較して軟らかい組織が大きく歪む．変形のしやすさ（歪み分布）が組織弾性を反映するとして画像に描出するものを，strain imaging 法と呼ぶ．real-time elastography という方法では，相対的に変位を空間微分して歪み量を算出し，カラー表示する．

また，組織の硬さ情報をせん断弾性波（shear wave）の伝搬速度を計測から評価する shear wave elastography 法がある．プローブから音響放射圧を発生させると組織が変位し，音響放射圧を止めると組織の変位が元に戻ろうとすることで，せん断弾性波が発生する．せん断弾性波は，組織の硬さがせん断弾性波の二乗の3倍に等しくなる関係が成立するため，硬い組織では速く，逆に軟らかい組織では遅く伝搬することから，速度の定量を行うことで組織の硬さ情報が得られる．

検査と手技のポイント

- 筋の選択は随意であるが，皮下脂肪の影響を避けるためや筋の同定がしやすいことから，上腕二頭筋，腓腹筋，前脛骨筋が多く用いられている．
- 歪みを測定する strain imaging 法は，従来技術では用手的に圧を加えてきたが，検者間の技術差による再現性低下が問題となってきた．
- 最近の機種では音圧を用いて，超音波が透過する際に生じる物理的な力を利用することにより，プローブを動かす必要がなくなった．
- 物理的な力というのは音波照射力と呼ばれ，一定時間加えられると音波放射力積となる．この音波照射力を1ヵ所に集積させることで，より効率的に組織の歪みを生じさせることができる．

- 超音波機器メーカーごとに新技術を競い合っている状況であるので，技術やパラメータの詳細は機器メーカーに問い合わせていただきたい．

検査所見の解釈と判定

　診察上，「筋が硬くなる」状況はいくつか考えられる．脳梗塞や脳性麻痺などの上位運動ニューロン障害により生じる痙縮は，エラストグラフィにより検出が可能である．痙縮治療として用いられるボツリヌス毒素療法の前後でエラストグラフィのスコアが改善するかという研究はいくつかあり，Park らの脳性麻痺における内側腓腹筋での検討，Askin らの脳卒中後の上腕二頭筋での検討などがあり，いずれも臨床症状の改善に伴い筋硬度も改善した[1,2]．また筋固縮 Gao らは，パーキンソニズムの鑑別のため l-dopa チャレンジテストを行い，筋硬度の投与前後での変化を検討した．その結果，パーキンソン症候群とパーキンソン病の患者を有意に鑑別することが可能だったことから，筋固縮の定量評価に利用できる可能性がある[3]．フィットネス領域への検討も報告されている．Ichihashi らは，健康な 20 歳代中心の男性に 4 週間のストレッチプログラムを行い，ハムストリングスにおける shear wave 法での筋硬度を測定したところ，コントロール群と比較して有意な筋硬度の改善を示した[4]．せん断弾性波の速度につき，Rosskopf らは棘上筋での再現性を検討した．平均 53.8 歳の健常者 22 名で 2 回測定を行ったところ，級内相関係数（intraclass correlation coefficient：ICC）は 0.7〜0.80 と良好な再現性を示したことから，疾患の進行および治療改善のマーカーとしての使用が考慮できる[5]．執筆時点では，筋疾患や末梢神経疾患におけるエラストグラフィの有用性の報告はほとんど見受けられず，その有用性に関しては検討が必要である．また，異なるエラストグラフィ間の相関なども報告に乏しい．

b 神経内血流の評価

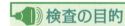 検査の目的

　超音波検査では，ドプラ法を用いると神経か血管かを容易に識別できる．筋内血流は比較的検査が容易であり，炎症性筋疾患で血流が増大すると報告されている．末梢神経の栄養血管である vasa nervorum の血流は高い解像度が必要であるため，最近まで報告が乏しかった．神経内血流が増大する病態は，いくつか知られている．1 つは絞扼性末梢神経障害であり，もう 1 つは炎症性神経障害である．

検査と手技のポイント

- 通常のエコー機器で神経内血流は測定可能ではあるが，観察対象が非常に小さいため，プローブ周波数が高いほど高解像度が得られるため有利である．
- 筆者らの施設では 22 MHz のリニア型プローブを用いている．高周波数プローブを用いる弊害として，深度の制限がある．そのため，比較的表面を走行する正中神経の手首部ある

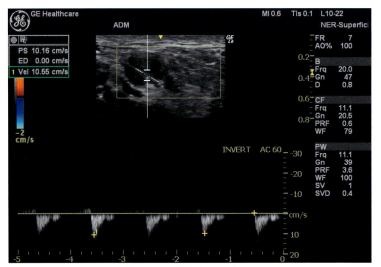

図1　ドプラ法による神経内血流速度の評価
CIDP の患者において正中神経の肘部にて，DP の患者の正中神経肘部の短軸像を示す．神経内血流が計測可能であったため，血流速度を測定したところ，正常より速度の増加を認めた（GE LOGIQ e プレミアム：22 MHz リニア型プローブ使用）．

いは肘部，尺骨神経の肘部などが観察に適している．

- 上記の部位において末梢神経短軸像を得た後，ドプラ法により血流を確認し，血流速度の定量を行う（図1，▶動画 C-1）．
- 神経内血流の別の測定法としては，組織灌流の評価に用いられるソフトウエアを用いるものがある．Borire らは，PixelFlux（Chameleon Software，ドイツ）ソフトウエアを用いて手根管症候群での正中神経内血流を最大灌流強度により評価したところ，神経断面積の増加や神経伝導検査での伝導遅延との相関を示した[6]．

▶動画 C-1　ドプラ法による神経内血流速度の評価
慢性炎症性脱髄性多発神経炎（CIDP）の患者（35 歳男性）において，正中神経の肘部にて血流速度を測定した（GE LOGIQ e プレミアム：22 MHz リニア型プローブ使用）．

検査所見の解釈と判定

　手根管症候群に対して神経内血流をエコーで評価した複数の論文に対して，Vanderschueren らがレビューを行った[7]．それによると，7 本の論文でドプラ法による神経内血流の異常増大は平均感度 72％，平均特異度 88％だった．健康成人では正中神経の手首部で神経内血流を検出することはまれであるため，手根管症候群で血流を検出することは病的意義があると考えられた．その理由としては，正中神経が手根管以遠で虚血に陥るための代償機構，神経血管の存在，圧迫された血管の肥大，などが提唱されている．

　神経内血流が炎症性疾患で増大している報告が散見される．ハンセン病や neurolymphomatosis がその代表である[8,9]．代表的な炎症性末梢神経疾患である Guillain-Barré 症候群な

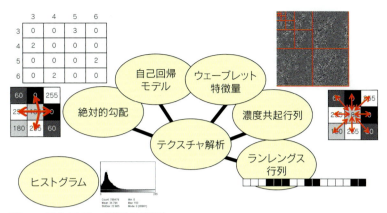

図2 テクスチャ解析の概要
エコー画像をはじめとしたデジタル画像はピクセルと呼ばれる微粒子の輝度により表現される．白黒画像の場合は各ピクセル輝度が256段階のグレースケールとして表現される．各ピクセルの輝度集合をヒストグラムとしてグラフ化すれば，画像全体の輝度の分布を把握することができる．しかし，各部位の輝度のばらつきやきめ細かさはヒストグラムでは表現できない．テクスチャ解析は，隣接するピクセル間の輝度の差などを「特徴量」として定量的に計算することで，輝度のばらつきやきめ細かさを定量評価する．

どでは，報告はされていない．筆者らの施設で検討したところ，Guillain-Barré症候群の急性期で神経内血流速度が増大している症例があった[10]．少数例での検討ではあるが，神経内血流が炎症と相関する可能性があり，治療のマーカーとして用いられる可能性がある．

C エコー輝度の定量解析

検査の目的

エコー輝度はエコー機器の設定，プローブを当てる角度など複数の条件に左右されるため，一般的にいえば，定量性に乏しいというのが定説である．しかしながら，筋輝度を主観的に評価するのみでは継時的な計測が意味をなさないため，さまざまな試みにより定量的輝度評価が行われている．筋エコー輝度の評価項目として一般的に用いられてきたのは，平均輝度である．多発性筋炎など，筋線維が広範囲に高輝度を呈する場合においては，平均輝度を用いることにより正常筋との比較は容易である．

しかしながら，平均輝度のみで評価することは二重の意味で貴重な情報を損失している．1つは，白黒のデジタル画像では各画素（ピクセル）の輝度は0（真黒）～255（真白）のグレースケールで表現されるが，数万ピクセルでそれぞれ異なる輝度を平均することは，ヒストグラムでみられるような輝度分布情報が失われる．また，隣接するピクセル間での輝度の違いは「きめ細かさ」として認識できるが，平均輝度をとることにより画像の二次元情報が失われ，「きめ細かさ」の情報が得られなくなる．そこで画像の「きめ細かさ」を定量的に評価するため，テクスチャ解析と呼ばれる解析法が用いられてきた（図2）．テクスチャとは布地にみられるような模様のことを意味し，テクスチャ解析は超音波に限らず，MRIや核医学検査法にも応用されている．超音波では肝疾患や乳がんの診断に用いられている．

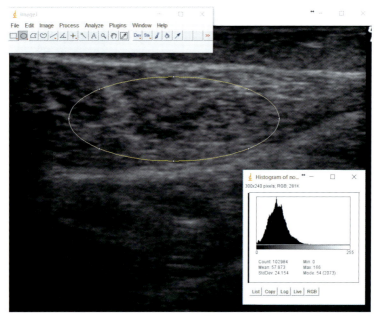

図3 ImageJソフトウエアを用いた筋エコー輝度の定量評価（内側腓腹筋）

図中の楕円形は随意に設定した関心領域（ROI）であり，特定の筋や神経を選択することが多い．本ソフトウエアにより，ROI内のヒストグラムを表示する（図右下）．画像処理プログラムにより，平均ピクセル輝度やピクセル輝度の分布などの情報が容易に測定できる．

検査と手技のポイント

a) 筋平均輝度の測定

- 最近のデジタルカメラで標準装備されているヒストグラム表示と同様の解析を行うことにより，平均輝度やヒストグラムの形状パラメータが測定できる．
- 医学生物研究の分野で広く用いられているImageJソフトウエア（無料ダウンロード；https://imagej.net/Welcome）で解析した例を示す（図3）．Adobe Photoshopでも同様の機能が存在し，両者の解析力はほぼ同等との報告がある．ヒストグラムとして表示するのみならず，ピクセル輝度の生データをExcelなどのソフトウエアに出力することで，図中に示された情報以外の詳細な解析ができる．
- 手技として特別な点はなく，任意の画像データを外部コンピュータにて解析するのみであるが，関心領域（ROI）を小さくしすぎないこと，再現性の点からROIを楕円形などの単純な形状にすることに注意すべきである．

b) 画像テクスチャを解析するソフトウエア

- 複数あるが，日本語のソフトウエアとしては，デジタル・ビーイング・キッズ社製「Pop-Imaging」がある．プログラミングの知識があるものには，フリー画像ソフトである「OpenCV」や，技術計算言語・数値解析ソフトの「Matlab」で高度な解析を行うことができる．また，テクスチャ解析を行うフリーソフトとしては，「MaZda」がある（http://www.

eletel.p.lodz.pl/programy/mazda).

- テクスチャ特徴量は高度な数学を用いるものが多く，また隣接するピクセルの角度が水平，垂直，45°など，多様なことから算出される特徴量が数百に及ぶことがある．そのため解析に対しては多変量解析の知識が必要となり，データマイニングで用いられる解析手法が必要となる．統計専用ソフトウエアの SPSS（IBM）や，機械学習ソフトウエアの「Weka3」（http://www.cs.waikato.ac.nz/ml/weka/）や「RapidMiner」（http://www.rapidminer.jp/）がよく使われている．

検査所見の解釈と判定

筋エコー輝度の定量評価については，筋ジストロフィーなどの小児神経筋疾患での経過観察が中心である．calibrated muscle backscatter（cMB）法と呼ばれる定量輝度計測を用いて，3 歳以下のデュシェンヌ型筋ジストロフィー患者 5 名を 17～29 ヵ月間追跡した Zaidman らの報告によると，経過に従って輝度の亢進がみられた[11]．同じグループから行われた脊髄性筋萎縮症（spinal muscular atrophy：SMA）と診断された 1 歳以下の患者 3 名を，2～4 ヵ月の間隔で四肢の遠位部と近位部の筋の超音波検査を行った．経過に従い筋厚が低下し，かつ筋輝度が増加していたことから，SMA 患者の筋障害のバイオマーカーとして利用できる可能性がある[12]．cMB 法は手間がかかるため，広く普及しているとは言い難い．上述したような手法で，エコー画像を単純に画像ソフトウエアで輝度解析しても，診断精度は cMB 法と大きくは変わらないというデータがある．

筋エコーのテクスチャ特徴量が臨床的に有用であるかについては，報告に乏しい．腫瘍や頸動脈エコーの領域では，テクスチャ解析により組織診断との相関をみる研究が進んでいる[13]．筋領域においては，Molinari らが健常者で 5 筋の超音波画像を記録し，テクスチャ解析により性別と筋を識別することが可能だった[14]．筋テクスチャ解析は疾患特異性があるか，また疾患の進行・改善の把握に有用なバイオマーカーになり得るかについては，現時点では不明である．

d 筋エコーと針筋電図の同時記録 ▶動画 C-2

検査の目的

筋が収縮すれば筋活動電位が発生するため，筋電図検査を行うことにより詳細な電気診断を行うことができる．筋エコーにて認める筋収縮の診断を進めるためには，電気生理学的特徴と比較して検討するのがよいと考えられるため，筋エコーと針筋電図の同時記録を行う施設が増加しつつある．

もう 1 つの目的としては，超音波ガイド下針筋電図である．針筋電図は検査筋と特定する必要があるが，小さな筋が密集している部位では，意図する筋に正確に刺入できているかを確かめるのは容易ではない．また動静脈や神経が近傍に位置する場合，それらへの組織障害を予防するために，エコーガイド下で筋電図手技を行うことは望ましい．

検査と手技のポイント

- 筋エコーと針筋電図の同時記録を行うことは，超音波プローブを針電極の刺入部に近い体表に設置して観察すればよく，大きな技術的障害は存在しない．
- 超音波機器は，筋電計にとってノイズの発生源となることは少ない．
- 両方の検査に習熟した検者であれば，プローブと針電極を別の手で保持して検査することも可能かもしれないが，検者を2人にしてそれぞれを操作したほうが，慣れないうちは容易と思われる．
- 発表用にはビデオスイッチャーなどを使用することで，エコー動画と筋電図動画ファイルを同時に再生することができる．
- 筋エコーと針筋電図の同時記録において最も重要なポイントは，それぞれが同じ部位の筋活動を記録しているということである．そのために針電極の先端部をエコー下でとらえる必要があるが，静止している針電極の先端をエコーでとらえることは容易でないため，針電極を細かく上下させて先端を確認しながら行う．

▶動画 C-2　筋エコーと針筋電図の同時記録［筋萎縮性側索硬化症（ALS）：72歳男性の上腕二頭筋］

筋エコーでみられる筋収縮は筋電図活動を参考にすることで，線維束性収縮（fasciculation）であることが確認できる．また，エコーで頻発する筋収縮は針筋電図上で明らかに認められないことがあるため，観察範囲の広い筋エコーが線維束性収縮の検出により高感度であると考えられる．

検査所見の解釈と判定

Osakiらは筋エコーと針筋電図の同時記録を行い，ミオキミア放電に伴う筋収縮パターンを報告した[15]．ミオキミアは，筋表面をさざ波が伝わっていくようにみえる筋収縮である．神経原性疾患に伴うことが多いが，放射線照射後の神経叢炎，多発性硬化症などで認めることが多い．針筋電図ではギャロップリズムと呼ばれる，馬の足音のようなリズミックではあるが，完全な周期性をもたない放電パターンを認める．Osakiらの報告によると，ミオキミアではミオキミア放電が出現している時間と同時に，ひきつれるような筋収縮を認めた．

［大崎裕亮・野寺裕之］

付録 エコーのレポート例

PNUS Report

ID_____ NAME_____ SEX_____ AGE _____
BH____cm BW____kg BMI_____ Exam Date_____
DIAGNOSIS_____ Examiner_____
SYMPTOMS & NEUROLOGICAL FINDINGS
_____
_____
_____

UPPER EXTREMITY CSA (mm^2)

Median Nerve	R	L	Ulnar Nerve	R	L	Radial Nerve	R	L
wrist			wrist			forearm(PIN)		
forearm			forearm			arm (Radial)		
elbow			elbow					
arm			arm					
axilla			axilla					

Comment _____
_____

LOWER EXTREMITY CSA (mm^2)

Fibular Nerve	R	L	Tibial Nerve	R	L	Sural Nerve		
fibular head			ankle			Sup peroneal		
PF			PF			Sciatic Nerve		

Comment _____
_____

CERVICAL ROOTS

CSA (mm^2)	R	L	Diameter (mm)	R	L	Trunk CSA (mm^2)	R	L
C5			C5			upper		
C6			C6			middle		
C7			C7			lower		
C8			C8					
All plexus								

Comment _____
_____

Summary & Conclusion
_____
_____

Signature_____

PIN：後骨間神経，Radial：橈骨神経，Sup peroneal：浅腓骨神経，PF：膝窩，All plexus：鎖骨上窩での腕神経叢全体

＜筋＞

		右				左			
		fas	輝度	萎縮	コメント	fas	輝度	萎縮	コメント
後頸部	Trapezius								
	SCM								
	SC								
	Semi capitis								
舌	Tongue								
上肢	Deltoid								
	Biceps								
	Triceps								
	EDC								
	FCU								
	FDS								
	FDP								
	FDI								
下肢	Rectus F								
	Vastaus L								
	Vastus M								
	TA								
	GC								
	Soleus								
その他									

＜超音波所見＞

＜超音波診断＞

fasciculation	輝度	dB	萎縮
2+	正常	数字を入れる	あり
+	一部高輝度		なし
−	全体高輝度		
	脂肪変性		

HIS
+
−

［塚本　浩・野寺裕之］

文献一覧

■ 総論 1. エコーの原理
1) 甲子乃人：超音波の基礎と装置，四訂版，ベクトル・コア，東京，2014
2) 田中直彦：よくわかる！ 超音波検査に必要な「基礎」，文光堂，東京，2016
3) 日本超音波医学会（編）：新超音波医学，1 医用超音波の基礎，医学書院，東京，2000
4) 木野達司（編）：運動器の超音波，南山堂，東京，2008

■ 総論 2. 末梢神経エコーの基礎と正常所見
1) Reuter KL et al：Ultrasonography of a plexiform neurofibroma of the popliteal fossa. J Ultrasound Med **1**：209-211, 1982
2) Chinn DH：Unusual ultrasonographic appearance of a solid schwannoma. J Clin Ultrasound **10**：243-245, 1982
3) Hoddick WK et al：Ultrasound evaluation of benign sciatic nerve sheath tumors. J Ultrasound Med **3**：505-507, 1984
4) Hughes DG et al：Ultrasound appearances of peripheral nerve tumours. Br J Radiol **59**：1041-1043, 1986
5) Fornage BD：Peripheral nerves of the extremities：imaging with US. Radiology **167**：179-182, 1988
6) 西山和利：末梢神経の超音波検査．神経内科 **69**：430-436，2008
7) Buchberger W et al：High-resolution ultrasonography of the carpal tunnel. J Ultrasound Med **10**：531-537, 1991
8) Heinemeyer O et al：Ultrasound of radial, ulnar, median, and sciatic nerves in healthy subjects and patients with hereditary motor and sensory neuropathies. Ultrasound Med Biol **25**：481-485, 1999
9) Silvestri E et al：Echotexture of peripheral nerves：correlation between US and histologic findings and criteria to differentiate tendons. Radiology **197**：291-296, 1995
10) Nakamichi K et al：Restricted motion of the median nerve in carpal tunnel syndrome. J Hand Surg Br **20**：460-464, 1995
11) Jacobson JA et al：Ulnar nerve dislocation and snapping triceps syndrome：diagnosis with dynamic sonography—report of three cases. Radiology **220**：601-605, 2001
12) Van Den Berg PJ et al：Sonographic incidence of ulnar nerve (sub)luxation and its associated clinical and electrodiagnostic characteristics. Muscle Nerve **47**：849-855, 2013
13) Kim BJ et al：Distance measure error induced by displacement of the ulnar nerve when the elbow is flexed. Arch Phys Med Rehabil **86**：809-812, 2005
14) Mallouhi A et al：Predictors of carpal tunnel syndrome：accuracy of gray-scale and color Doppler sonography. AJR Am J Roentgenol **186**：1240-1245, 2006
15) Frijlink DW et al：Increased nerve vascularization detected by color Doppler sonography in patients with ulnar neuropathy at the elbow indicates axonal damage. Muscle Nerve **47**：188-193, 2013
16) Goedee HS et al：Multifocal enlargement and increased vascularization of peripheral nerves detected by sonography in CIDP：a pilot study. Clin Neurophysiol **125**：154-159, 2014
17) Jain S et al：High-resolution sonography：a new technique to detect nerve damage in leprosy. PLoS Negl Trop Dis **3**：e498, 2009
18) Prinz RA et al：Axonal and extracellular matrix responses to experimental chronic nerve entrapment. Brain Res **1044**：164-175, 2005
19) Padua L et al：Heterogeneity of root and nerve ultrasound pattern in CIDP patients. Clin Neurophysiol **125**：160-165, 2014
20) Goedee SH et al：Distinctive patterns of sonographic nerve enlargement in Charcot-Marie-Tooth type 1A and hereditary neuropathy with pressure palsies. Clin Neurophysiol **126**：1413-1420, 2015
21) Bignotti B et al：Fascicular involvement in common fibular neuropathy：Evaluation with ultrasound. Muscle Nerve **53**：532-537, 2016
22) Martinoli C et al：US and MR imaging of peripheral nerves in leprosy. Skeletal Radiol **29**：142-150, 2000
23) Nodera H et al：Thinning of cervical nerve roots and peripheral nerves in ALS as measured by sonography. Clin Neurophysiol **125**：1906-1911, 2014
24) Cartwright MS et al：Peripheral nerve and muscle ultrasound in amyotrophic lateral sclerosis. Muscle Nerve **44**：346-351, 2011
25) Watanabe T et al：Sonographic evaluation of the peripheral nerve in diabetic patients：the relationship between nerve conduction studies, echo intensity, and cross-sectional area. J Ultrasound Med **29**：697-708, 2010
26) Boom J et al：Quantitative assessment of nerve echogenicity：comparison of methods for evaluating nerve echogenicity in ulnar neuropathy at the elbow. Clin Neurophysiol **123**：1446-1453, 2012
27) Ebadi H et al：Peripheral Nerve Ultrasound in Small Fiber Polyneuropathy. Ultrasound Med Biol **41**：2820-2826, 2015
28) Ramakrishnan PK et al：Anatomical variations of the formation and course of the sural nerve：A systematic review and meta-analysis. An Ana **202**：36-44, 2015
29) 伊藤英一ほか：検査からみる神経疾患 腕神経叢の超音波検査．Clin Neurosci **34**：370-371，2016
30) Martinoli C et al：Brachial plexus sonography：a technique for assessing the root level. AJR Am J Roentgenol **179**：699-702, 2002

■ 総論 3. 末梢神経エコーの正常値
1) Sugimoto T et al：Ultrasonographic reference sizes of

the median and ulnar nerves and the cervical nerve roots in healthy Japanese adults. Ultrasound Med Biol **39**（9）：1560-1570, 2013
2）Cartwright MS et al：Ultrasonographic findings of the normal ulnar nerve in adults. Arch Phys Med Rehabil **88**（3）：394-396, 2007
3）Claes F et al：Usefulness of additional measurements of the median nerve with ultrasonography. Neurol Sci **31**（6）：721-725, 2010
4）Zaidman CM et al：Peripheral nerve size in normals and patients with polyneuropathy：an ultrasound study. Muscle Nerve **40**（6）：960-966, 2009
5）Hobson-Webb LD et al：The ultrasonographic wrist-to-forearm median nerve area ratio in carpal tunnel syndrome. Clin Neurophysiol **119**（6）：1353-1357, 2008
6）Kim JH et al：Diagnostic cutoff value for ultrasonography in the ulnar neuropathy at the elbow. Ann Rehabil Med **39**（2）：170-175, 2015
7）Rasenack M et al：Ultrasonographic reference values for peripheral nerves and nerve roots in the normal population of children and adolescents：study protocol for an observational-prospective trial. BMJ Open **6**（12）：e014662, 2016
8）Boehm J et al：High-resolution ultrasonography of peripheral nerves：measurements on 14 nerve segments in 56 healthy subjects and reliability assessments. Ultraschall Med **35**（5）：459-467, 2014

■ 総論 4．筋エコーの基礎と正常所見
1）Misawa S et al：Ultrasonographic detection of fasciculations markedly increases diagnostic sensitivity of ALS. Neurology **77**：1532-1537, 2011
2）Noto Y et al：Contrasting echogenicity in flexor digitorum profundus-Flexor carpi ulnaris：a diagnostic ultrasound pattern in sporadic in clusion body myositis. Muscle Nerve **49**（5）：745-748, 2014
3）高松直子ほか：筋超音波所見を契機として確定診断できたサルコイドーシスの1例．Neurosonology **25**：13-16，2012
4）Shirley IM et al：A user's guide to diagnostic ultrasound, Pitman Medical Publishing Co Ltd, Tunbrige Wells, 1978
5）Pillen S et al：Muscle ultrasound in neuromuscular disorders. Muscle Nerve **37**：679-693, 2008
6）Heckmatt JZ et al：Ultrasound imaging in the diagnosis of muscle disease. J Pediatr **101**：699-705, 1982
7）Arts IM et al：Noamal values for quantitative muscle ultrasonography in adults. Muscle Nerve **41**（1）：32-41, 2010
8）Gdynia HJ et al：Quantitative muscle ultrasound in neuromuscular disorders using the parameters 'intensity', 'entropy', and 'fractal dimension'. Eur J Neurol **16**：1151-1158, 2009
9）Perotto A（著），柏森良二（訳）：筋電図のための解剖ガイド．西村書店，新潟，1997

■ 総論 5．エコーと MRI・CT との比較
1）長尾　秀ほか：筋ジストロフィーの診断における骨格筋の超音波断層法の有用性とくに超音波断層法とcomputed tomography との対比．脳と発達 **18**：423-425，1986
2）Heckmatt JZ et al：Detection of pathological change in dystrophic muscle with B-scan ultrasound imaging. Lancet **1**：1389-1390, 1980
3）Hernandez RJ et al：Fat-suppressed MR imaging of myositis. Radiology **182**：217-219, 1992
4）Barsotti S et al：Thigh magnetic resonance imaging for the evaluation of disease activity in patients with idiopathic inflammatory myopathies followed in a single center. Muscle Nerve **54**（4）：666-672, 2016
5）West GA et al：Magnetic resonance imaging signal changes in denervated muscles after peripheral nerve injury. Neurosurgery **35**：1077-1085, 1994
6）Quijano-Roy S et al：Whole body muscle MRI protocol：pattern recognition in early onset NM disorders. Neuromuscul Disord **22**［Suppl 2］：S68-84, 2012
7）Subhawong TK et al：High resolution imaging of tunnels by magnetic resonance neurography. Skeletal Radiol **41**：15-31, 2012
8）Kuo TT et al：Assessment of Median Nerve Mobility by Ultrasound Dynamic Imaging for Diagnosing Carpal Tunnel Syndrome. PLoS One **11**：e0147051, 2016
9）Meng C et al：Combined use of power Doppler and gray-scale sonography：a new technique for the assessment of inflammatory myopathy. J Rheumatol **28**：1271-1282, 2001
10）Zaidman CM et al：Detection of peripheral nerve pathology：comparison of ultrasound and MRI. Neurology **80**：1634-1640, 2013

■ 各論 A-1．絞扼性末梢神経障害（上肢）
1）Pryse-Phillips WE：Validation of a diagnostic sign in carpal tunnel syndrome. J Neurol Neurosurg Psychiatry **47**：870-872, 1984
2）Mesgarzadeh M et al：Carpal tunnel：MR imaging. PartⅡ. Carpal tunnel syndrome. Radiology **171**：749-754, 1989
3）Yalcinkaya M et al：Unilateral carpal tunnel syndrome caused by an occult ganglion in the carpal tunnel：a report of two cases. Case Rep Orthop **2014**：589021, 2014
4）Dailiana ZH et al：Tumors and tumor-like lesions mimicking carpal tunnel syndrome. Arch Orthop Trauma Surg **134**：139-144, 2014
5）Cartwright MS et al：Evidence-based guideline：neuromuscular ultrasound for the diagnosis of carpal tunnel syndrome. Muscle Nerve **46**：287-293, 2012
6）Hobson-Webb LD et al：The ultrasonographic wrist-to-forearm median nerve area ratio in carpal tunnel syndrome. Clin Neurophysiol **119**：1353-1357, 2008
7）Mhoon JT et al：Median nerve ultrasound as a screening tool in carpal tunnel syndrome：correlation of cross-sectional area measures with electrodiagnostic abnormality. Muscle Nerve **46**：871-878, 2012
8）Nagano A et al：Spontaneous anterior interosseous nerve palsy with hourglass-like fascicular constriction within the main trunk of the median nerve. J Hand Surg Am **21**：266-270, 1996
9）Nakashima Y et al：High-resolution ultrasonographic

evaluation of "hourglass-like fascicular constriction" in peripheral nerves : a preliminary report. Ultrasound Med Biol **40**：1718-1721, 2014

10) 柏森　良：【「臨床に役立つ神経筋電気診断」】肘部尺骨神経障害の電気診断学. 臨神生 **41**：172-179, 2013

11) Baumer P et al：Ulnar neuropathy at the elbow：MR neurography—nerve T2 signal increase and caliber. Radiology **260**：199-206, 2011

12) Beekman R et al：Diagnostic value of high-resolution sonography in ulnar neuropathy at the elbow. Neurology **62**：767-773, 2004

13) Omejec G et al：Diagnostic accuracy of ultrasonographic and nerve conduction studies in ulnar neuropathy at the elbow. Clin Neurophysiol **126**：1797-1804, 2015

14) Granata G et al：Relationships between ultrasonographic, clinical, and neurophysiological findings in ulnar neuropathy at elbow (UNE)：author's response to Mauro Mondelli. Neurophysiol Clin **39**：49-50；author reply 1-2, 2009

15) Campbell WW：Ulnar nerve subluxation. Muscle Nerve **48**：997-998, 2013

16) Van Den Berg PJ et al：Sonographic incidence of ulnar nerve (sub)luxation and its associated clinical and electrodiagnostic characteristics. Muscle Nerve **47**：849-855, 2013

17) Chen SH et al：Ulnar tunnel syndrome. J Hand Surg Am **39**：571-579, 2014

18) Jacob A et al：Compression of the deep motor branch of the ulnar nerve：an unusual cause of pure motor neuropathy and hand wasting. Arch Neurol **62**：826-827, 2005

19) Inaparthy PK et al：Compression of the deep branch of the ulnar nerve in Guyon's canal by a ganglion：two cases. Arch Orthop Trauma Surg **128**：641-643, 2008

20) Sakai K et al：Ulnar neuropathy caused by a lipoma in Guyon's canal—case report. Neurol Med Chir (Tokyo) **40**：335-338, 2000

21) Cowdery SR et al：Electrodiagnosis of ulnar neuropathy at the wrist：conduction block versus traditional tests. Neurology **59**：420-427, 2002

22) Ogino T et al：Diagnosis of radial nerve palsy caused by ganglion with use of different imaging techniques. J Hand Surg Am **16**：230-235, 1991

23) Lo YL et al：Rapid ultrasonographic diagnosis of radial entrapment neuropathy at the spiral groove. J Neurol Sci **271**：75-79, 2008

24) Bodner G et al：Radial nerve palsy associated with humeral shaft fracture：evaluation with US—initial experience. Radiology **219**：811-816, 2001

25) Padua L et al：Ultrasound as a useful tool in the diagnosis and management of traumatic nerve lesions. Clin Neurophysiol **124**：1237-1243, 2013

26) Rossey-Marec D et al：Ultrasonographic appearance of idiopathic radial nerve constriction proximal to the elbow. J Ultrasound Med **23**：1003-1007, 2004

27) Chipman JN et al：Ultrasonographic Tinel sign. Muscle Nerve **40**：1033-1035, 2009

28) Visser LH：High-resolution sonography of the superficial radial nerve with two case reports. Muscle Nerve **39**：392-395, 2009

29) Joy V et al：Diagnostic utility of ultrasound in posterior interosseous nerve syndrome. Arch Neurol **66**：902-903, 2009

30) Granata G et al：Posterior interosseous nerve syndrome due to radioulnar joint cyst. Muscle Nerve **48**：842-843, 2013

31) Gagliardo A et al：Posterior interosseous nerve anatomical variation：A possible protective factor for injuries. Muscle Nerve **53**：154-155, 2016

32) Erra C et al：Secondary posterior interosseous nerve lesions associated with humeral fractures. Muscle Nerve **53**：375-378, 2016

33) Wu P et al：Surgical and conservative treatments of complete spontaneous posterior interosseous nerve palsy with hourglass-like fascicular constrictions：a retrospective study of 41 cases. Neurosurgery **75**：250-257；discussion 7, 2014

■ 各論 A-2. 絞扼性末梢神経障害（下肢）

1) Katirji MB：Common peroneal mononeuropathy：a clinical and electrophysiologic study of 116 lesions. Neurology **38**：1723-1728, 1988

2) Visser LH：High-resolution sonography of the common peroneal nerve：detection of intraneural ganglia. Neurology **67**：1473-1475, 2006

3) Young NP et al：Clinical and electrodiagnostic correlates of peroneal intraneural ganglia. Neurology **72**：447-452, 2009

4) Visser LH et al：Diagnostic value of high-resolution sonography in common fibular neuropathy at the fibular head. Muscle Nerve **48**：171-178, 2013

5) Lee H et al：Quantitative assessment of nerve echogenicity as an additional tool for evaluation of common fibular neuropathy. Clin Neurophysiol **127**：874-879, 2016

6) Tsukamoto H et al：Ultrasound and neurophysiological correlation in common fibular nerve conduction block at fibular head. Clin Neurophysiol **125**：1491-1495, 2014

7) Grant TH et al：Sonographic evaluation of common peroneal neuropathy in patients with foot drop. J Ultrasound Med **34**：705-711, 2015

8) Lau JT et al：Tarsal tunnel syndrome；a review of the literature. Foot Ankle Int **20**：201-209, 1999

9) Samarawickrama D et al：Nerve ultrasound in electrophysiologically verified tarsal tunnel syndrome. Muscle Nerve **53**：906-912, 2016

10) Aravindakannan T et al：High-resolution ultrasonography in the assessment of meralgia paresthetica. Muscle Nerve **45**：434-435, 2012

11) Suh DH et al：Sonographic and electrophysiologic findings in patients with meralgia paresthetica. Clin Neurophysiol **124**：1460-1464, 2013

12) Cohen SL et al：Sonography of Morton neuromas：what are we really looking at？ J Ultrasound Med **35**：2191-2195, 2016

13) Di Caprio F et al：Morton's interdigital neuroma of the foot：a literature review. Foot Ankle Surg.　2017

[in press]

14) Quinn TJ et al：Sonography of Morton's neuromas. AJR Am J Roentgenol **174**：1723-1728, 2000
15) Levitsky KA et al：Digital nerves of the foot：anatomic variations and implications regarding the pathogenesis of interdigital neuroma. Foot Ankle **14**：208-214, 1993.
16) Xu Z et al：The accuracy of ultrasonography and magnetic resonance imaging for the diagnosis of Morton's neuroma：a systematic review. Clin Radiol **70**：351-358, 2015
17) Bignotti B et al：Ultrasound versus magnetic resonance imaging for Morton neuroma：systematic review and meta-analysis. Eur Radiol **25**：2254-2262, 2015
18) Gimber LH et al：Ultrasound evaluation of Morton neuroma before and after laser therapy. AJR Am J Roentgenol **208**：380-385, 2017

■ 各論 A-3．遺伝性末梢神経障害

1) Martinoli C et al：Sonography of the median nerve in Charcot-Marie-Tooth disease. AJR Am J Roentgenol **178**：1553-1556, 2002
2) Schreiber S et al：Sonography of the median nerve in CMT1A, CMT2A, CMTX, and HNPP. Muscle Nerve **47**：385-395, 2013
3) Noto Y et al：Nerve ultrasound depicts peripheral nerve enlargement in patients with genetically distinct Charcot-Marie-Tooth disease. J Neurol Neurosurg Psychiatry **86**：378-384, 2015
4) Pazzaglia C et al：Ultrasound assessment of sural nerve in Charcot-Marie-Tooth 1A neuropathy. Clin Neurophysiol **124**：1695-1699, 2013
5) Yiu EM et al：Peripheral nerve ultrasound in pediatric Charcot-Marie-Tooth disease type 1A. Neurology **84**（6）：569-574, 2015
6) Zaidman CM et al：Ultrasound of inherited vs. acquired demyelinating polyneuropathies. J Neurol **260**：3115-3121, 2013
7) Sugimoto T et al：Ultrasonographic nerve enlargement of the median and ulnar nerves and the cervical nerve roots in patients with demyelinating Charcot-Marie-Tooth disease：distinction from patients with chronic inflammatory demyelinating polyneuropathy. J Neurol **260**：2580-2587, 2013
8) Cartwright MS et al：Diagnostic nerve ultrasound in Charcot-Marie-Tooth disease type 1B. Muscle Nerve **40**：98-102, 2009
9) Ginanneschi F et al：Sonographic and electrodiagnostic features of hereditary neuropathy with liability to pressure palsies. J Peripher Nerv Syst **17**：391-398, 2012
10) Jett K et al：Clinical and genetic aspects of neurofibromatosis 1. Genet Med **12**：1-11, 2010
11) Lin J et al：Cross-sectional imaging of peripheral nerve sheath tumors：characteristic signs on CT, MR imaging, and sonography. AJR Am J Roentgenol **176**：75-82, 2001

■ 各論 A-4．炎症性末梢神経障害（CIDP/GBS）・ポリニューロパチー

1) 日本神経学会（監）：慢性炎症性脱髄性多発根ニューロパチー，多巣性運動ニューロパチー診療ガイドライン 2013，南江堂，東京，2013
2) Matsuoka N et al：Detection of cervical nerve root hypertrophy by ultrasonography in chronic inflammatory demyelinating polyradiculoneuropathy. J Neurol Sci **219**（1-2）：15-21, 2004
3) Zaidman CM et al：Ultrasound of inherited vs. acquired demyelinating polyneuropathies. J Neurol **260**（12）：3115-3121, 2013
4) Padua L et al：Heterogeneity of root and nerve ultrasound pattern in CIDP patients. Clin Neurophysiol **125**（1）：160-165, 2014
5) Simon NG et al：Precise correlation between structural and electrophysiological disturbances in MADSAM neuropathy. Neuromuscul Disord **25**（11）：904-907, 2015
6) Grimm A et al：Nerve ultrasound for differentiation between amyotrophic lateral sclerosis and multifocal motor neuropathy. J Neurol **262**（4）：870-880, 2015
7) Grimm A et al：Ultrasonography of the peripheral nervous system in the early stage of Guillain-Barré syndrome. J Peripher Nerv Syst **19**(3)：234-241, 2014
8) Grimm A et al：Ultrasound and electrophysiologic findings in patients with Guillain-Barré syndrome at disease onset and over a period of six months. Clin Neurophysiol **127**（2）：1657-1663, 2016
9) Mori A et al：Sonographic evaluation of peripheral nerves in subtypes of Guillain-Barré syndrome. J Neurol Sci **364**：154-159, 2016
10) Ishibashi F et al：Morphological changes of the peripheral nerves evaluated by high-resolution ultrasonography are associated with the severity of diabetic neuropathy, but not corneal nerve fiber pathology in patients with type 2 diabetes. J Diabetes Investig **6**（3）：334-342, 2015

■ 各論 A-5．運動ニューロン疾患①

1) Lambert EH：Electromyography in amyotrophic lateral sclerosis. Motor Neuron Diseases：Research on Amyotrophic Lateral Sclerosis and Related Disorders, Norris FH et al（eds）, Grune & Statton, New York, 135-153, 1969
2) Brooks BR：El Escorial World Federation of Neurology criteria for the diagnosis of amyotrophic lateral sclerosis. Subcommittee on Motor Neuron Diseases/Amyotrophic Lateral Sclerosis of the World Federation of Neurology Research Group on Neuromuscular Diseases and the El Escorial "Clinical limits of amyotrophic lateral sclerosis" workshop contributors. J Neurol Sci **124**［Suppl］：96-107, 1994
3) Brooks BR et al：El Escorial revisited：revised criteria for the diagnosis of amyotrophic lateral sclerosis. Amyotroph Lateral Scler Other Motor Neuron Disord **1**：293-299, 2000
4) de Carvalho M et al：Electrodiagnostic criteria for diagnosis of ALS. Clin Neurophysiol **119**：497-503, 2008

5) Cornblath DR et al：Conduction block in clinical practice. Muscle Nerve **14**：869-871；discussion 867-868, 1991
6) Nobile-Orazio E et al：Multifocal motor neuropathy：current therapies and novel strategies. Drugs **73**（5）：397-406, 2013
7) Grimm A et al：Nerve ultrasound for differentiation between amyotrophic lateral sclerosis and multifocal motor neuropathy. J Neurol **262**（4）：870-880, 2015
8) Loewenbrück KF et al：Nerve ultrasound in the differentiation of multifocal motor neuropathy（MMN）and amyotrophic lateral sclerosis with predominant lower motor neuron disease（ALS/LMND）. J Neurol **263**（1）：35-44, 2016
9) Jongbloed BA et al：Comparative study of peripheral nerve Mri and ultrasound in multifocal motor neuropathy and amyotrophic lateral sclerosis. Muscle Nerve **54**（6）：1133-1135, 2016
10) Nodera H et al：Thinning of cervical nerve roots and peripheral nerves in ALS as measured by sonography. Clin Neurophysiol **125**（9）：1906-1911, 2014
11) Nodera H et al：Cervical root sonography to differentiate multifocal motor neuropathy from ALS. J Med Invest **63**（1-2）：104-107, 2016
12) Schreiber S et al：Quantifying disease progression in amyotrophic lateral sclerosis using peripheral nerve sonography. Muscle Nerve **54**（3）：391-397, 2016
13) Bromberg MB et al：Relationships between motor-unit number estimates and isometric strength in distal muscles in ALS/MND. J Neurol Sci **139**［Suppl］：38-42, 1996
14) Wohlfart G：Collateral regeneration in partially denervated muscles. Neurology **8**（3）：175-180, 1958
15) Misawa S et al：Ultrasonographic detection of fasciculations markedly increases diagnostic sensitivity of ALS. Neurology **77**：1532-1537, 2011
16) Grimm A et al：Muscle ultrasonography as an additional diagnostic tool for the diagnosis of amyotrophic lateral sclerosis. Clin Neurophysiol **126**（4）：820-827, 2015
17) Takamatsu N et al：Which muscle shows fasciculations by ultrasound in patients with ALS？ J Med Invest **63**（1-2）：49-53, 2016
18) van Baalen A et al：Fibration, fibrillation, and fasciculation：say what you see. Clin Neurophysiol **118**（6）：1418-1420, 2007
19) Pillen S et al：Muscles alive：ultrasound detects fibrillations. Clin Neurophysiol **120**（5）：932-936, 2009

■ 各論 A-6. 運動ニューロン疾患②
1) 日本神経学会（監）：筋萎縮性側索硬化症診療ガイドライン 2013, 南江堂, 東京, 2013
2) Sarwal A et al：Neuromuscular ultrasound for evaluation of the diaphragm. Muscle Nerve **47**（3）：319-329, 2013
3) Boon AJ et al：Sensitivity and specificity of diagnostic ultrasound in the diagnosis of phrenic neuropathy. Neurology **83**（14）：1264-1270, 2014
4) Hiwatani Y et al：Ultrasonography of the diaphragm in amyotrophic lateral sclerosis：clinical significance in assessment of respiratory functions. Amyotroph Lateral Scler Frontotemporal Degener **14**（2）：127-131, 2013
5) Noda Y et al：Ultrasonographic diaphragm thickness correlates with compound muscle action potential amplitude and forced vital capacity. Muscle Nerve **53**（4）：522-527, 2016
6) Pinto S et al：Ultrasound for assessment of diaphragm in ALS. Clin Neurophysiol **127**（1）：892-897, 2016
7) Grimm A et al：Muscle ultrasonography as an additional diagnostic tool for the diagnosis of amyotrophic lateral sclerosis. Clin Neurophysiol **126**（4）：820-827, 2015
8) Arts IM et al：Muscle changes in amyotrophic lateral sclerosis：a longitudinal ultrasonography study. Clin Neurophysiol **122**（3）：623-628, 2011
9) Arts IM et al：Muscle ultrasonography to predict survival in amyotrophic lateral sclerosis. J Neurol Neurosurg Psychiatry **82**（5）：552-554, 2011
10) Pillen S et al：Muscle ultrasound in neuromuscular disorders. Muscle Nerve **37**：679-693, 2008

■ 各論 B-1. 炎症性ミオパチー
1) Malik A et al：Idiopathic Inflammatory Myopathies：Clinical Approach and Management. Front Neurol **7**：64, 2016
2) Adler RS et al：Ultrasound in the evaluation of the inflammatory myopathies. Cur Rheumatol Rep **11**（4）：302-308, 2009
3) Billakota S et al：Ultrasound in EMG Guided Biopsies：A prospective, randomized pilot trial. Muscle Nerve **54**（4）：786-788, 2016
4) Nodera H et al：Intramuscular dissociation of echogenicity in the triceps surae characterizes sporadic inclusion body myositis. Eur J Neurol **23**（3）：588-596, 2016
5) Reimers CD et al：Muscular ultrasound in idiopathic inflammatory myopathies of adults. J Neurol Sci **116**（1）：82-92, 1993
6) Weber MA et al：Pathologic skeletal muscle perfusion in patients with myositis：detection with quantitative contrast-enhanced US—initial results. Radiology **238**（2）：640-649, 2006
7) Noto Y et al：Contrasting echogenicity in flexor digitorum profundus-flexor carpi ulnaris：a diagnostic ultrasound pattern in sporadic inclusion body myositis. Muscle Nerve **49**（5）：745-748, 2014
8) Simon T et al：Myositis ossificans traumatica（circumscripta）and return to sport：A retrospective series of 19 cases. Joint Bone Spine **83**（4）：416-420, 2016
9) Moustafa AM et al：Objective assessment of corticosteroid effect in plantar fasciitis：additional utility of ultrasound. Muscles Ligaments Tendons J **5**（4）：289-296, 2015
10) Sauler A et al：Point-of-care ultrasound differentiates pyomyositis from cellulitis. Am J Emerg Med **33**（3）：482 e483-485, 2015
11) Kumar MP et al：Point-of-care ultrasound in diagnosing pyomyositis：a report of three cases. J Emerg Med **47**（4）：420-426, 2014

12) Chan V et al：Ultrasound and magnetic resonance imaging features in a patient with eosinophilic fasciitis. Australas Radiol **48**（3）：414-417, 2004

■ 各論 B-2. 筋ジストロフィー
1) Heckmatt JZ et al：Detection of pathological change in dystrophic muscle with B-scan ultrasound imaging. Lancet **1**：1389-1390, 1980
2) 埜中征哉：臨床のための筋病理 第3版増補, 日本医事新報社, 東京, 42-75, 2005
3) Zaidman CM et al：Ultrasound in the assessment of myopathic disorders. J Clin neurophysiol **33**：103-111, 2016
4) Reimers CD et al：Muscular ultrasound in idiopathic inflammatory myopathies of adults. J Neurol Sci **116**：82-92, 1993
5) Pillen S et al：Skeletal muscle ultrasound：Correlation between fibrous tissue and echo intensity. Ultrasound Med Biol **35**：443-446, 2009
6) 長尾秀夫ほか：筋ジストロフィーの診断における骨格筋の超音波断層法の有用性. 脳と発達 **18**（5）：423-425, 1986
7) 西村正明ほか：進行性筋ジストロフィー症における骨格筋超音波断層所見の検討. 脳と発達 **21**（3）：234-238, 1989
8) Zaidmann CM et al：Quantitative ultrasound using backscatter analysis in Dushenne and Becker muscular dystrophy. Neuromuscl Disord **20**：805-809, 2010
9) Lacourpaille L et al：Non-invasive assessment of muscle stiffness in patients with Dushenne muscular dystrophy. Muscle Nerve **51**：284-286, 2015
10) Jansen M et al：Quantitative muscle ultrasound is a promising longitudinal follow-up tool in Duchenne muscular dystrophy. Neuromuscul Disord **22**：306-317, 2012
11) Jun HU et al：Daily prednisone treatment in Duchenne muscular dystrophy in southwest china. Muscle Nerve **52**（6）：1001-1007, 2015
12) Pillen S et al：Quantitative skeletal muscle ultrasound：diagnostic value in childhood neuromuscular disease. Neuromuscul Disord **17**：509-516, 2007
13) Zaidman CM：Ultrasound of muscular dystrophies, myopathies, and muscle pathology. Neuromuscular ultrasound, Walker FO et al（eds）, Elsevier, Philadelphia, 131-149, 2011
14) Kiliaridis S et al：Ultrasound imaging of the masseter muscle in myotonic dystrophy patients. J Oral Rehabil **22**（8）：619-625, 1995
15) Tieleman AA et al：Skeletal muscle involvement in myotonic dystrophy type 2. A comparative muscle ultrasound study. Neuromuscul Disord **22**：492-499, 2012
16) Janssen BH et al：Quantitative muscle ultrasound versus quantitative magnetic resonance imaging in facioscapulohumeral dystrophy. Muscle Nerve **50**（6）：968-975, 2014
17) Cady EB et al：Ultrasonic tissue characterisation of skeletal muscle. Eur J Clin Invest **13**：469-473, 1983
18) Pillen S et al：Muscle ultrasound in neuromuscular disorders. Muscle Nerve **37**：679-693, 2008

■ 各論 C. エコー検査法の進歩と筋電図同時記録
1) Aşkin A et al：Strain sonoelastographic evaluation of biceps muscle intrinsic stiffness after botulinum toxin-A injection. Top Stroke Rehabil **24**（1）：12-17, 2017
2) Park GY et al：Sonoelastographic evaluation of medial gastrocnemius muscles intrinsic stiffness after rehabilitation therapy with botulinum toxin a injection in spastic cerebral palsy. Arch Phys Med Rehabil **93**（11）：2085-2089, 2012
3) Gao J et al：Ultrasound strain elastography in assessment of muscle stiffness in acute levodopa challenge test：A feasibility study. Ultrasound Med Biol **42**（5）：1084-1089, 2016
4) Ichihashi N et al：The effects of a 4-week static stretching programme on the individual muscles comprising the hamstrings. J Sports Sci **34**（23）：2155-2159, 2016
5) Rosskopf AB et al：Quantitative Shear-Wave US Elastography of the Supraspinatus Muscle：Reliability of the Method and Relation to Tendon Integrity and Muscle Quality. Radiology **278**（2）：465-474, 2016
6) Borire AA et al：Utility of maximum perfusion intensity as an ultrasonographic marker of intraneural blood flow. Muscle Nerve **55**（1）：77-83, 2017
7) Vanderschueren GA et al：Doppler sonography for the diagnosis of carpal tunnel syndrome：a critical review. Muscle Nerve **50**（2）：159-163, 2014
8) Vijayan J et al：Role of combined B-mode and Doppler sonography in evaluating neurolymphomatosis. Neurology **85**（9）：752-755, 2015
9) Chaduvula MV et al：High-resolution sonography as an additional diagnostic and prognostic tool to monitor disease activity in leprosy：A two-year prospective study. Ultraschall Med **39**（1）：80-89, 2018
10) Carandang MAE et al：Velocity of intraneural blood flow is increased in inflammatory neuropathies：sonographic observation. J Neurol Neurosurg Psychiatry **88**（5）：455-457, 2017
11) Zaidman CM et al：Muscle ultrasound quantifies disease progression over time in infants and young boys with Duchenne muscular dystrophy. Muscle Nerve **52**（3）：334-338, 2015
12) Ng KW et al：Quantitative muscle ultrasound measures rapid declines over time in children with SMA type 1. J Neurol Sci **358**（1-2）：178-182, 2015
13) van Engelen A et al：Three-dimensional carotid ultrasound plaque texture predicts vascular events. Stroke **45**（9）：2695-2701, 2014
14) Molinari F et al：Advances in quantitative muscle ultrasonography using texture analysis of ultrasound images. Ultrasound in medicine & biology **41**（9）：2520-2532, 2015
15) Osaki Y et al：Ultrasonographic evaluation of myokymic discharges. Clin Neurophysiol **126**(8)：1638-1639, 2015

これからの筋電図と神経筋超音波
―あとがきにかえて

　私は神経内科の臨床医として，30年以上筋電図に携わってきました．そのなかで筋電図は末梢神経や筋疾患の診断において欠くべからざるツールであり，中枢神経系のMRIに匹敵する重要性があることを，多くの医師やメディカルスタッフにずっと伝え続けてきました．残念ながら，いまだにその重要性がすべての人に理解されているわけではありません．その理由を考えてみると，針筋電図や神経伝導検査は神経そのものをみているのではなく，神経や筋から生じる電気現象をとらえているがために，その現象を解釈するにあたり，かなりの「想像力」が必要となるためと思われます．特に，形態との関連を直接知ることができないのが弱点でした．筋電計はデジタル化され，見栄えはよく便利にはなったものの，計測する機能は30年前と本質的にはほとんど変わっていません．したがって，臨床の場でこれだけ有用であっても，筋電図のような「地味」な検査はエキスパートがなかなか増えない．そういうもどかしい状況のなかで，超音波検査が解像度の進歩とともに神経筋疾患の診断ツールとして実用的なものとなって登場してきました．論文を目にしたときに「ああ，これは使える」と，私は直感しました．どう使えるのか．筋電図の有用性を十分に理解していない人はエコーが筋電図のかわりになるのではないか，もう筋電図が不要になる，と思ったかもしれませんが，それは違います．筋電図にかわるものではなく，有用性をより高めてくれるものと考えたのでした．エコーと筋電図はみている現象が全く違います．エコーでは，形態とその動きがリアルタイムにわかります．神経や筋全体を俯瞰できます．しかしエコーでは，神経がきちんと機能しているかどうかはわかりません．神経伝導検査や筋電図では，軸索や筋線維の膜電位変化をmsecの単位で判別できますが，エコーではせいぜい数十msecの時間的分解能しかありません．エコーには，針筋電図のような時間的空間的分解能もありません．すなわち，両者は相補的であっても，決して一方がとってかわられるものではありません．てんかん診断における脳波とMRIの関係と似ています．両者を併せることにより末梢神経や筋肉の機能が多面的に把握され，より正確な病態診断へ向かうことができるのは明らかだと思います．両者の情報を合わせることにより，お互いの弱点を補い合い精度が高まる．このようなツールを手に入れたときに大切なことは，同一の検者が両者とも駆使できることです．実際の臨床の場を考えると，同じ検査室のなかで両者を同時に使って診断へともっていくのが自然で無駄がないし，病態の理解もより深まるからです．これからの神経筋診断のエキスパートは，筋電図とエコーの両方をシームレスに使えることが必要条件となるでしょう．本書を読まれた方はそのことがよく理解できると思います．幸いなことに，2つのシステムは今では持ち運びが可能な程度に小さくなっており，将来はもっと高機能になり，小型化されるでしょう．両者を融合した神経筋診断装置も出現するかもしれません．

　本書で皆さんが学んだように，エコーはすでに多方面で役立っていますが，今後の私自身の期待を1つ挙げたいと思います．それは神経伝導検査や筋電図を行っているとき，筋に生じる力，あるいは力と強く相関する指標をエコーを用いてとらえることができない

か，ということです．神経伝導検査でみているM波はあくまでも膜電位の変化であり，生じる力を反映しているわけではありません．同じような波形だからといって，同じように力が出ている保証はないのです．例えば興奮収縮連関（ECカップリング）の障害があれば，波形は正常でも力は弱まるでしょう．このようなときに力，あるいは力と関連する筋収縮の加速度や筋の厚みの変化率，もし三次元的にとらえられるなら容積や線維密度の変化率などがわかれば，筋電図の膜電位情報と併せて神経筋システムとしての病態理解がより深まる．将来の画像解析の進歩はそういったことを可能にするのではないかと考えています．針筋電図の際の単一運動単位の挙動も，現時点ではフレームレートの関係もあり画像的には判別が難しいのですが，何らかの処理を加えることにより，動きや力の指標として評価できるようになることが期待できるのではないかと考えています．画像と電位変化を同時に解析することにより得られる情報は，おそらく読者の想像以上に大きいでしょう．こういう新しいメソッドを開発していくには，まず両方の記録原理を熟知して，技術的な問題を理解しておくことが大切です．そのうえで臨床のなかから生まれた有用な目標を定め，アイデアを出して解決するための方策を考える，工学系の技術者の智恵を借りる．先人のアイデアがヒントなることもありますから，文献を探索することも必要です．あとはまっすぐに突き進みます．エコーはエコー，筋電図は筋電図，それらを個別に合わせて考えるだけでも多くの情報が得られますが，さらに両者を時間的に重ね合わせることにより，全く新しい道が開けると信じています．

　古典的なメソッドである筋電図と技術革新が次々と反映されるエコー技術が融合した新しい検査法が生まれ，病める患者の診断と治療に役立つ日が来ることを期待したいと思います．近い将来，読者のなかからそういったパイオニアが出現することを楽しみにしています．

2018年5月

編集責任者を代表して
神戸市立医療センター中央市民病院神経内科　部長・副院長
幸原伸夫

索引

欧文

ALS（amyotrophic lateral sclerosis）
　　　　　　　　　　　　　　111, 118, 154
AL アミロイドーシス …………………… 109
Awaji 基準 ………………………… 111, 115
A 帯 ……………………………………… 47
A モード ………………………………… 7
BMI（body mass index） ……………… 45
B モード …………………………… 7, 119
Charcot–Marie–Tooth 病 ……………… 93
CIDP（chronic inflammatory demyelinating poly-
　　neuropathy） ……………………… 23, 99
CMT1A …………………………………… 95
CMT1B …………………………………… 96
CMT2 ……………………………………… 96
CMTX ……………………………………… 96
CSA（cross–sectional area） ………… 21, 35
fasciculation …………………………… 53
Guillain–Barré 症候群 ………………… 103
Guyon 管症候群 ………………………… 79
Heckmatt 筋輝度スケール …………… 134
H 帯 ……………………………………… 47
I 帯 ……………………………………… 47
MRI ……………………………………… 66
MR neurography ……………………… 65
multifocal acquired demyelinating sensory and
　　motor neuropathy（MADSAM） …… 101
M モード ……………………… 7, 49, 118
POEMS 症候群 ………………………… 103
sensitivity time control（STC） ……… 11
small fiber neuropathy ……………… 106
time gain control（TGC） …………… 11
ulnar neuropathy at the elbow …… 23, 27

和文

―あ―
悪性リンパ腫症 ………………………… 107
アクチンフィラメント ………………… 47
アミロイドーシス ……………………… 109
アミロイドポリニューロパチー ……… 109
暗帯 ……………………………………… 47

―い―
遺伝性圧脆弱性ニューロパチー ……… 97
遺伝性運動感覚性ニューロパチー …… 93
遺伝性末梢神経障害 …………………… 93

―う―
羽状筋 …………………………………… 47
運動感覚性ニューロパチー …………… 93
運動ニューロン疾患 …………… 111, 118

―え―
エコー輝度 …………………………… 161
エラストグラフィ …………………… 158
嚥下機能評価 ………………………… 154
炎症性末梢神経障害 …………………… 99
炎症性ミオパチー ……………… 132, 138

―お―
横隔膜 ………………………………… 118
　　―超音波検査 …………………… 119
音響インピーダンス …………………… 4

―か―
外傷性末梢神経障害 ………………… 130
外側広筋 ……………………………… 60
外側大腿皮神経 ……………………… 89
下垂手 ………………………………… 81

か

可聴音域	2
化膿性筋炎	139
カラードプラ	21
感覚異常性大腿神経痛	89
顔面肩甲上腕型筋ジストロフィー	145

き

奇異性呼吸運動	123
機械操作方式	9
偽神経腫	23
球脊髄性筋萎縮症	127
胸郭出口症候群	108
胸鎖乳突筋	54
筋萎縮性側索硬化症（ALS）	111, 118, 154
筋エコー	48, 163
筋炎・ミオパチー型サルコイドーシス	151
筋輝度	124
筋強直性ジストロフィー	145
筋原線維	47
筋細胞	47
筋サルコイドーシス	150
筋ジストロフィー	140, 145, 156
筋線維	47
──性収縮	53
筋束	47
筋超音波検査	118, 125, 144
筋の厚み	51, 125
筋の輝度	52
筋の構造	47
筋平均輝度	162
筋膜	47
──炎	139

く

クロウ・深瀬症候群	103

け

脛骨神経	29, 87
頸神経根	31
ゲイン	9
血管炎性末梢神経障害	110
検者間信頼性	46

こ

後骨間神経	27, 82
好酸球性筋膜炎	139
高周波プローブ	18
絞扼性末梢神経障害	72, 85
呼吸筋	156
──超音波検査	118
──評価法	157
骨格筋	47
──CT	65
──厚	124
──超音波検査	144
骨化性筋炎	138
コンベックス電子スキャンプローブ	9

さ

再現性	46
サルコイドーシス	150, 151
サルコイドニューロパチー	108
サルコイドミオパチー	150
三角筋	54

し

尺側手根屈筋	57
尺骨神経	23, 25, 77, 79
──管症候群	79
周波数	3, 11
──成分	3
手根管症候群	46, 72
手根管の構造	72

受信回路 … 6
腫瘍 … 53
小児 … 46
上腕三頭筋 … 55
上腕二頭筋 … 55
心筋 … 47
針筋電図 … 163
神経萎縮 … 23
神経腫大 … 22
神経線維腫症 … 97
神経断面積（CSA） … 21, 35
神経痛性筋萎縮症 … 107
神経の同定 … 19
深指屈筋 … 57

― す ―

随意筋 … 47
スキャン … 7, 8, 9

― せ ―

正常値 … 35
正中神経 … 24, 72,
脊髄性筋萎縮症 … 127
セクタ電子スキャンプローブ … 8
舌エコー … 154
舌筋 … 64
ゼリー … 16
線維束性収縮 … 113
前脛骨筋 … 62
前骨間神経麻痺 … 75
浅指屈筋 … 57
全身性アミロイドーシス … 109
せん断弾性波 … 158

― そ ―

総指伸筋 … 55
送信回路 … 6

総腓骨神経 … 28, 85
足根管症候群 … 87
足底筋膜炎 … 138

― た ―

第一背側骨間筋 … 58
大腿直筋 … 58
ダイナミックレンジ … 11
多巣性運動ニューロパチー … 101, 112
多発性筋炎 … 132
探触子 … 6, 9

― ち ―

肘部管症候群 … 46
肘部尺骨神経障害 … 23, 77
超音波診断 … 2
超音波用ゼリー … 16
超低音 … 2

― て ―

テクスチャ解析 … 161
テクスチャ特徴量 … 163
手首周囲径 … 46
デュシェンヌ型筋ジストロフィー … 140
電子スキャン … 8, 9
電子走査方式 … 7

― と ―

橈骨神経 … 27, 81
糖尿病性末梢神経障害 … 105
ドプラ法 … 159

― な ―

内側広筋 … 60

― は ―

配列型探触子 … 9
蜂の巣状 … 20
パルス繰り返し周波数 … 3

パルス波 … 3
反射 … 5
ハンセン病 … 106

― ひ ―

皮下組織 … 47
腓骨神経 … 85
皮膚筋炎 … 132
腓腹筋 … 60
腓腹神経 … 30
ヒラメ筋 … 60

― ふ ―

封入体筋炎 … 135
フォーカス … 11
　――の調整 … 21
フォン・レックリングハウゼン病 … 97
腹直筋 … 63
福山型先天性筋ジストロフィー … 147
不随意運動 … 53
不随意筋 … 47
プローブ … 6, 8, 9, 18

― へ ―

平滑筋 … 47
ベッカー型筋ジストロフィー … 145

― ほ ―

ポストポリオ症候群 … 128
ポリニューロパチー … 23, 69, 99, 109

― ま ―

末梢神経悪性リンパ腫症 … 107
末梢神経エコー … 17, 35
末梢神経障害
　… 72, 85, 93, 99, 101, 105, 110, 130
末梢神経の構造 … 19
慢性炎症性脱髄性多発神経炎（CIDP）… 23, 99

― み ―

ミオキミア … 164
ミオパチー … 132, 138, 150, 156

― む ―

無髄神経 … 106

― め ―

明帯 … 47
免疫グロブリン性アミロイドーシス … 109

― も ―

モートン神経腫 … 90
モートン病 … 90
モノクローナル蛋白関連末梢神経障害 … 101

― り ―

リニア電子スキャンプローブ … 8

― れ ―

連続波 … 3

神経筋疾患の超音波検査実践マニュアル［Web 動画付］

2018 年 6 月 1 日　発行	編集者　神経筋超音波研究会
	発行者　小立鉦彦
	発行所　株式会社 南 江 堂
	〒113-8410 東京都文京区本郷三丁目 42 番 6 号
	☎（出版）03-3811-7236　（営業）03-3811-7239
	ホームページ http://www.nankodo.co.jp/
	印刷・製本　三報社印刷

Ultrasound in Neuromuscular Disease：A Practical Manual
Ⓒ Nankodo Co., Ltd., 2018

定価はカバーに表示してあります．　　　　　　　　　Printed and Bound in Japan
落丁・乱丁の場合はお取り替えいたします．　　　　　ISBN978-4-524-25529-0
ご意見・お問い合わせはホームページまでお寄せください．

本書の無断複写を禁じます．
JCOPY〈（社）出版者著作権管理機構 委託出版物〉

本書の無断複写は，著作権法上での例外を除き，禁じられています．複写される場合は，そのつど事前に，（社）出版者著作権管理機構（TEL 03-3513-6969，FAX 03-3513-6979，e-mail: info@jcopy.or.jp）の許諾を得てください．

本書をスキャン，デジタルデータ化するなどの複製を無許諾で行う行為は，著作権法上での限られた例外（「私的使用のための複製」など）を除き禁じられています．大学，病院，企業などにおいて，内部的に業務上使用する目的で上記の行為を行うことは私的使用には該当せず違法です．また私的使用のためであっても，代行業者等の第三者に依頼して上記の行為を行うことは違法です．